全国高等医药院校教材配套用书

轻松记忆"三点"丛书

U0297219

病理生理学
速记 （第2版）

主编 乔悦

中国医药科技出版社

内容提要

　　本书是全国高等医药院校教材配套用书之一,全书高度浓缩了病理生理学的相关知识,切中要点又充分保留了学科系统的完整性,更广泛吸取了各名校优秀学习者的宝贵心得,利于读者提高学习效率。

　　本书是医学生专业知识学习、记忆及应考的必备书,也可作为参加卫生专业技术资格考试的参考书。

图书在版编目(CIP)数据

病理生理学速记/乔悦主编. — 2版. — 北京:中国医药科技出版社,2017.5

(轻松记忆"三点"丛书)

ISBN 978-7-5067-9256-1

Ⅰ.①病… Ⅱ.①乔… Ⅲ.①病理生理学 – 医学院校 – 教学参考资料 Ⅳ.① R363

中国版本图书馆 CIP 数据核字(2017)第 083995 号

美术编辑 陈君杞
版式设计 大隐设计

出版　中国医药科技出版社
地址　北京市海淀区文慧园北路甲 22 号
邮编　100082
电话　发行:010–62227427 . 邮购:010–62236938
网址　www.cmstp.com
规格　787×1092mm $\frac{1}{32}$
印张　5 $\frac{1}{4}$
字数　120 千字
初版　2010 年 3 月第 1 版
版次　2017 年 5 月第 2 版
印次　2018 年 6 月第 2 次印刷
印刷　三河市荣展印务有限公司
经销　全国各地新华书店
书号　ISBN 978-7-5067-9256-1
定价　15.00 元

出版说明

本系列丛书以全国医学院校教学大纲为依据，以国内医学院校通用的权威教材为基础，针对医学知识难懂、难记、难背的特点，收集、整理中国协和医科大学、北京大学医学部、中国医科大学、中山大学中山医学院、华中科技大学同济医学院等国内知名院校优秀硕士、博士生多年的学习笔记和心得编撰而成。丛书在编写过程中对各校在用的教材进行了缜密的分析和比较，各科目分别选择了符合其学科特点，有助于学生进行系统性学习的教材体系作为蓝本。内容简洁精要，切中要点又充分保留了学科系统的完整性，其中更广泛汲取了各名校优秀学习者的宝贵心得，让学生既能将本丛书作为课前预习、课后复习识记的随身宝典，也能帮助学生明确重点和难点内容，提高听课效率，对知识总结归纳、融会贯通，从而减轻学习负担，增强学习效果。

我们鼓励广大读者将本丛书同自己正在进行的课程学习相结合，感受前辈学习者对于知识内容的理解，充分了解自己学习的得失，相互比较，互通有无。我们也相信在我们的帮助下，必定会有更多的医学学习者通过自己的努力品味到知识果实的甜美。

由于我们学识有限，编写时间仓促，疏漏或不当之处请各位同仁和读者批评指正。衷心感谢！祝所有读者学有所成，硕果累累！

目录

第一章　绪论

第一节　病理生理学的任务、地位及特点

一、任务

（1）研究疾病发生、发展的一般规律与机制；
（2）研究患病机体的功能、代谢变化与机制；
（3）探讨疾病的本质，为疾病的防治提供理论依据。
　　重点：机制。

二、地位

（1）医学基础课。
（2）桥梁。

三、特点

（1）疾病概论　疾病的概念、疾病发生发展的中具有普遍规律性的问题。
（2）病理过程　多种疾病过程中可能出现的共同的、成套的功能、代谢和形态结构的病理变化。
（3）系统病理生理学　论述体内重要系统的不同疾病在发生、发展过程中可能出现的一些常见的共同的病理生理变化及机制。

第二节 病理生理学的发展简史和未来趋势

1. 19 世纪 Claude Bernard 实验病理学。
2. 1879 年 成为独立学科。
3. 20 世纪 50 年代 我国成立病理生理学教研室,病理生理学相当于欧美国家 疾病生理学、临床生理学、医学生理学 。

第三节 病理生理学的主要内容和学习方法

一、动物实验

1. **优点** 主动。
2. **注意**
(1)结果不能机械用于临床。
(2)选择与人类疾病有共性的动物。
(3)动物质量。
(4)善待实验动物。
3. **内容**
(1)传统的动物模型。
(2)转基因动物模型和基因敲除动物模型。

二、临床观察

对患者病史、体检、生化及仪器检查、疗效评判和长期随访。

三、流行病学调查

从群体探讨疾病发生的原因和流行趋势。

第二章　疾病概论

第一节　疾病的相关概念

一、健康

（1）不仅是没有疾病，而且是一种身体上、精神上和社会上的完全良好状态。

（2）包括维持生命、保持躯体的完好，强调健康个体与环境保持协调的关系，具有在其所处环境中进行有效活动和工作的能力。

二、亚健康

1. **定义**　人们在身心、情感方面介乎健康与疾病之间，既非健康、又非疾病的状态，称为亚健康（sub-health），又称慢性疲劳综合征（chronic fatigue syndrome, CFS）。

2. **阶段**　其自发过程是向疾病演变，如自觉防范、及时干预可阻断其向疾病发展。

3. **表现**

（1）"三多"　主诉症状多、自我感觉不适多、疲劳多。

（2）"三低"　活动能力降低、反应能力降低、适应能力降低。

三、疾病

1. **定义**　在一定条件下受病因的损害作用后，因机体自稳调节紊乱而发生的异常生命活动过程。

2. **症状与体征**

（1）症状（symptom）　是指疾病所引起的患者主观感觉的异常。

（2）体征（sign） 是指通过各种检查方法在患病机体发现的客观存在的异常。

3. 病理过程与病理状态

（1）病理过程（pathological process） 存在于不同疾病中共同、成套的功能、代谢和形态结构的病理性变化。

（2）病理状态（pathological state） 发展极慢的病理过程或病理过程的后果。可以在很长时间（数年至数十年）内无所变化。

第二节　病因学

病因学研究疾病发生的原因与条件及其作用的规律。

一、疾病发生的原因

（一）致病因素的概念

能够引起某一疾病并决定疾病特异性的因素称为致病因素，简称为病因。

（二）病因的分类

1. 生物性因素

（1）定义 指病原微生物和寄生虫。

（2）侵袭力（invasiveness） 是指致病因素侵入机体并在体内扩散和蔓延的能力。

（3）毒力（toxicity） 是指致病因素产生内毒素和外毒素的能力。

（4）致病的特点

①一定的入侵门户和定位；

②病原体与机体相互作用引起；

③两者都可发生改变；

④条件对其有很大影响。

2. 物理性因素

（1）定义　机械力、温度、气压、电流、电离辐射、噪声等。

（2）致病特点

①一般只起始动作用；

②潜伏期一般短或无；

③大都无明显的器官选择性。

3. 化学性因素

（1）定义　无机及有机物、动植物毒性物质。

（2）致病特点

①有一定的组织器官选择性毒性作用；

②整个中毒过程中，其都起一定作用；

③其致病性受作用部位和机体条件影响；

④潜伏期一般较短（慢性中毒除外）。

4. 营养性因素　指各类必需或营养物质缺乏或过多。

5. 遗传性因素

（1）定义　遗传物质变化直接引起相应疾病或导致家族性易患某种疾病的遗传物质。

（2）基因突变　基因的化学结构改变。

（3）染色体的畸变　染色体总数或结构的改变。

（4）遗传易感性　具有易患某种疾病的遗传素质。

6. 先天性因素　指能够损害胎儿生长发育的有害因素。

7. 免疫性因素

（1）变态反应或超敏反应　指机体免疫系统对一些抗原发生异常强烈的反应，致使组织细胞损伤和生理功能障碍。

（2）自身免疫性疾病（autoimmune）　对自身抗原发生免疫反应并引起自身组织的损害。

（3）免疫缺陷病（immunodeficiency）　因体液免疫或细胞免疫缺陷所引起的疾病。

8. 其他因素　主要指精神、心理和社会因素等。

二、疾病发生的条件

1. 概念　影响疾病发生的各种因素。

2. 种类

（1）外界环境因素

①自然环境因素；

②社会环境因素。

（2）机体内部因素

①免疫防御功能状态；

②神经内分泌系统的功能状态；

③年龄；

④性别；

⑤遗传易感性。

3. 条件在疾病中的作用

（1）不是疾病发生所必需的因素。

（2）作用于病因或（和）机体，通过增强或削弱病因的致病力或增强或削弱机体的抵抗力促进或阻碍疾病的发生。

（3）诱因（precipitating factor）的概念　通过作用于病因或机体促进疾病发生、发展的因素。

原因和条件在疾病发生上的作用不同，原因和条件的区分是相对的。

第三节　发病学

发病学研究疾病发生、发展及转归的一般规律和共同机制。

一、疾病发生、发展的一般规律

1. 损伤与抗损伤

（1）两者同时存在，两者的力量对比，影响疾病的发展方向。

（2）两者之间无严格的界限。

（3）机体的抗损伤能力包括防御功能、应激反应和代偿反应（形态、功能、代谢代偿）。

2. 因果交替

（1）致病的原因作用于机体后引起变化，这些变化又作为新的原因引起另一些新的变化。

（2）发展方向　恶性循环（vicious cycle）、良性循环（benign cycle）。

3. 局部和整体的关系　任何疾病基本上都是整体疾病，在病程中，局部和整体的关系可发生因果转化

二、疾病发生的基本机制

1. 神经机制

（1）致病因素直接损害神经系统。

（2）通过神经反射引起相应器官组织的功能代谢变化。

（3）干扰神经传导而引起疾病的发生。

2. 体液机制　病因引起体液调节障碍，体液成分和量的改变，造成内环境紊乱，导致疾病的发生。

3. 组织细胞机制

（1）细胞完整性被破坏。

（2）细胞膜功能障碍。

（3）细胞器功能障碍。

4. 分子机制

（1）广义的分子病理学　研究所有疾病的分子机制。

（2）狭义的分子病理学　研究生物大分子，特别是核酸、蛋白质和酶受损所致的疾病。

（3）分子病　由 DNA 的遗传性变异所引起的以蛋白质异常为特征的疾病。

（4）分子病的分类

①酶缺陷所致的疾病；

②血浆蛋白和细胞蛋白缺陷所致的疾病；

③受体病；

④膜转运障碍所致的疾病 。

第四节 疾病的转归

一、康复

1. 完全康复 疾病时的损伤性变化完全消失，机体的功能代谢恢复正常，受损结构得到完全修复。

2. 不完全康复

（1）疾病时的损伤性变化得到控制，基本病理变化未完全消失，甚至持续终生。

（2）有的经代偿可在一定时间内维持相对正常的生命活动，但隐患依然存在。

（3）有的可留后遗症或不可修复的残缺。

二、死亡

1. 衰老

（1）定义 机体的生理功能随着年龄的增长而缓慢减退的不可逆过程。

（2）衰老机制

①基因学说（遗传程序说、差误说、体细胞突变说、DNA合成抑制说）。

②代谢学说（自由基学说、交联学说）。

③器官学说（免疫学说、内分泌功能减退学说）。

2. 生理性死亡

（1）生理性死亡（physiological death） 机体组织器官自然老化所致的死亡，又称老死或自然死。

（2）真正的生理性死亡实为罕见。

3. 病理性死亡

（1）病理性死亡（pathological death） 包括病死、灾害事故致死、他杀或自杀等。

（2）病死是医学中最常见的死亡类型，为疾病进行性恶化导致的最不幸的结局。

4. 死亡的标志 心死：心跳、呼吸永久性停止，包括 3 个阶段。

（1）濒死期 临终状态。

（2）临床死亡期 一般持续 6~8 分钟，心跳、呼吸虽已停止，经抢救可"死而复生"。

（3）生物学死亡期 认定死亡的最后阶段，机体已不可能复活。

5. 脑死亡 脑死亡（brain death）的判断标准：

（1）不可逆性深度昏迷，大脑无反应性。

（2）自主呼吸停止，需要不断进行人工呼吸。

（3）瞳孔散大或固定。

（4）脑干神经反射（瞳孔对光反射、角膜反射、咳嗽反射、吞咽反射）均消失。

（5）脑电波消失。

（6）脑血管造影证实脑血液循环完全停止。

6. 植物人

（1）定义 皮层下生存状态，没有意识，认知功能完全丧失，但有自主呼吸与心跳，存在脑干反射。

（2）注意 植物（wegetative state）人没有脑死亡。

第三章
水、电解质代谢紊乱

第一节 水、钠代谢紊乱

一、正常水、钠代谢

（一）体液的容量和分布

1. **定义** 体内的水与溶解在其中的物质共称为体液，容量与分布因年龄、性别、胖瘦而异。

2. **成年男性分布** 总量占体重的60%。

（1）细胞内液（ICF） 占体重的40%。

（2）细胞外液（EFC） 占体重的20%：组织间液15%，血浆亦称血管内液，占体重的5%。

3. **其他**

（1）新生儿体液总量占体重的80%。

（2）婴儿约占70%。

（3）学龄儿童约占65%。

（4）成年女性约占50%。

（5）老年人仅占45%左右。

（6）极度肥胖者甚至不足40%。

（二）体液的电解质成分

1. **内、外液比较** 细胞外液与细胞内液电解质组成差别很大，但阴、阳离子电荷数总和及总渗透压相等。

2. **细胞外液** Na^+、K^+、Ca^{2+}、Mg^{2+}；Cl^-、HCO_3^-、HPO_4^{2-}、SO_4^{2-}、有机酸、蛋白质。

3. **细胞内液** K^+、Na^+、Ca^{2+}、Mg^{2+}、HPO_4^{2-}、蛋白质、HCO_3^-、Cl^-、SO_4^{2-}。

（三）体液的渗透压

1. 内容

（1）溶液的渗透压取决于溶质的分子或离子的数目。

（2）体液内起渗透作用的溶质主要是电解质。

2. 细胞外液

（1）渗透压 280~310 mOsm/kg，90%~95% 来源于 Na^+、Cl^-、HCO_3^-。

（2）血浆蛋白质所产生的渗透压，占血浆总渗透压的 1/200，由于不能自由通透毛细血管壁，对于维持血管内外液体的交换和血容量具有十分重要的作用。

3. 细胞内液

（1）渗透压主要由 K^+、HPO_4^{2-} 维持。

（2）细胞内液的电解质若以 mmol/L 为单位计算，与细胞外液的渗透压基本相等。

（四）水的生理功能和水平衡

1. 水的生理功能

（1）促进物质代谢；

（2）调节体温；

（3）润滑作用；

（4）是组织器官的成分。

2. 水平衡

正常人 24 小时摄入、排出水量（ml）

摄入	饮水	食物水	代谢水		合计：
	1000~	700~	300		2000~
	1500	1200			2500
排出	尿	皮肤蒸发	呼出气	粪便	2000~
	约 1500	450	400	150	2500

（五）电解质的生理功能和钠平衡

1. 钠

（1）作用

①维持细胞外液的渗透压；

②参与动作电位的形成；

③参与新陈代谢和生理功能活动。

（2）量　血 Na^+ 浓度是 130~150mmol/L，细胞内液中的 Na^+ 浓度仅 10mmol/L 左右。

（3）吸收部位　摄入的钠由小肠吸收。

（4）排出　肾（多吃多排，少吃少排，不吃不排）、汗液。

2. 钾

（1）作用

①维持细胞静息电位；

②维持新陈代谢；

③调节渗透压；

④维持酸碱平衡。

（2）钾是细胞内液中最主要的阳离子，体内 98% 的钾在细胞内液，其余仅 2% 在细胞外液；血清钾正常浓度为 3.5~5.5mmol/L。

（六）体液容量及渗透压的调节

1. 水平衡　着眼于维持血浆等渗，主要由渴感及抗利尿激素（antidiuretic hormone，ADH）调节。

血钠浓度增加，血浆渗透压增高，刺激渗透压感受器，引起渴感及 ADH 释放。

渴感导致饮水，ADH 改变肾集合管的通透性，增加水重吸收，排出较少量高渗尿。

体内水的容量因此而增加，血钠浓度降低，血浆渗透压恢复正常。

反之，则抑制渴感和 ADH 的释放。

2. 钠平衡与血容量调节　钠平衡着眼于维持血容量及组织灌流，主要受醛固酮调节。

血容量减少，刺激压力感受器，引起球旁细胞分泌肾素。

肾素使血管紧张素原裂解为血管紧张素Ⅰ，后者在肺中转变为血管紧张素Ⅱ。

血管紧张素Ⅱ刺激肾上腺皮质球状带细胞分泌醛固酮。

醛固酮作用于肾集合管，控制钠的排出，增加体内钠的绝对保有量。

使血钠水平与血浆渗透压升高，继而启动ADH机制保留较多的水，恢复血容量。

3. 血浆渗透压和血容量调节

（1）水、钠平衡影响细胞外液的渗透压和容量；

（2）血浆渗透压取决于钠与水的比例，血容量决定于钠与水的绝对量；

（3）调节血浆渗透压与血容量的机制不同；

（4）渗透压的调节是通过改变水平衡，影响血钠浓度来实现的；

（5）血容量的调节通过肾脏控制钠的排出，增加体内钠的绝对保有量，继而在ADH的协同下保留较多的水而完成。

二、水钠代谢紊乱的分类

1. 脱水

（1）低渗性缺水。

（2）高渗性缺水。

（3）等渗性缺水。

2. 水中毒

3. 水肿

三、脱水

（一）低渗性脱水（低容量性低钠血症）

1. 特征

（1）失钠大于失水；

（2）血钠小于130mmol/L，血浆渗透压小于280mmol/L；

（3）体液容量减少。

2. 病因

（1）肾性失钠

①见于失钠性肾炎；

②长期应用利尿药而又进低盐饮食者。

（2）肾外失钠 呕吐、腹泻等导致等渗性缺水，饮水或治疗中只补水不补钠。

3. 影响 无渴感，ECF 明显减少，易致休克。

4. 注意

（1）治疗的目的是提高血钠至正常水平；

（2）轻者可口服 NaCl 或静脉滴注 0.9% 氯化钠注射液；

（3）重者可给高渗盐水，但血钠水平提升不能太快。

（二）高渗性脱水（低容量性高钠血症）

1. 特征

（1）失水大于失钠；

（2）血浆渗透压大于 310 mmol/L，血钠高于 150mmol/L；

（3）体液容量减少。

2. 病因

（1）饮水不足，不能、不会、不想或喝不到水；

（2）丢水过多，见于高热大汗，剧烈呕吐、腹泻，烧伤暴露，糖尿病昏迷等；

（3）经肾可因 ADH 分泌减少或渗透性利尿；

（4）等渗性缺水的基础上机体保钠，但继续丢水。

3. 影响 渴感明显，ICF 向 ECF 转移，ICF 明显减少。

4. 注意

（1）去除病因，补充水分；

（2）总钠量减少者，补水同时可适当补钠；

（3）酸中毒未纠正者，应给碳酸氢钠。

四、水中毒

1. 特征

（1）血浆渗透压 < 280mmol/L，血清 Na^+ 浓度 < 130mmol/L；

（2）体钠总量正常或增多，水潴留使体液量明显增多。

2. 病因

（1）SIADH（ADH 分泌不当综合征，syndrome of inappropriate ADH）；

（2）饮水过多 见于肾脏排水能力减低的同时，不断摄入液体，尤其是低渗液体；

（3）低渗性缺水治疗不当。

3. 影响

（1）低钠血症；

（2）细胞内水肿；

（3）中枢神经系统症状；

（4）尿比重下降。

4. 注意

（1）慢性患者，临床表现易被原发病掩盖；

（2）急性患者，颅内压增高可致脑疝。

五、水肿

（一）定义

1. 水肿 过多的体液在组织间隙或体腔内积聚。

2. 积水 发生于体腔内的水肿。

（二）分类

1. 按波及的范围分 ①全身性水肿；②局部性水肿。

2. 按发病原因分 ①肾性；②肝性；③心性；④营养不良性；⑤淋巴性；⑥炎性。

3. 按发生水肿的器官组织分 ①皮下水肿；②脑水肿；③肺水肿等。

（三）机制

1. 体内、外液体交换平衡失调——钠、水潴留

（1）肾小球滤过率降低

　　①广泛的肾小球病变，肾小球
　　　滤过面积明显减少；

　　②有效循环血量明显减少，肾
　　　血流量下降，球管平衡失调；　　　　　球管平衡失调

　　③继发于此的交感－肾上腺髓
　　　质系统、R-A 系统兴奋。

（2）肾小管与集合管重吸收增加

①肾血流重分布，皮质肾单位血流↓，近髓肾单位血流↑；

②醛固酮及 ADH 分泌↑，灭活↓；而心房肽（ANP）分泌↓；

③肾小球滤过分数增加，无蛋白滤液增多。

2. 血管内、外液体交换平衡失调——组织间液的生成 > 回流

（1）影响血管内外液体交换的因素主要有

①驱使血管内液向外滤出的力量是平均有效流体静压

$\qquad$ =平均毛细血管压（18mmHg）- 组织间液流体静压

$\qquad$ （-5.5mmHg）=23.5mmHg

②使组织间液回流至毛细血管的力量是有效胶体渗透压

$\qquad$ =血浆胶体渗透压（28mmHg）- 组织间液胶体渗透

$\qquad$ 压（5mmHg）=23mmHg

③两者之差，即为净滤过压 =23.5-23=0.5mmHg。

④正常时组织间液的生成略大于回流。

（2）血管内、外液体交换平衡失调的主要原因

①毛细血管内流体静压增高，有效流体静压增大；

②血浆胶体渗透压降低，有效胶体渗透压减小；

③毛细血管通透性增大，血浆蛋白从毛细血管滤出，有效滤过压增大；

④淋巴回流受阻，水肿液在组织间隙中积聚。

（四）特点

1. 皮肤特点

（1）隐性水肿　游离液体增加不明显，尚无明显外观表现的水肿。

（2）显性水肿　游离液体明显增加，出现明显凹陷征的水肿。

2. 常见全身性水肿的分布特点

（1）心性水肿　首先出现在身体低垂部位——重力效应。

（2）肾性水肿　首先出现在组织疏松的部位——结构特点。

（3）肝性水肿　腹水较为多见——局部血流动力学因素参与。

3. 水肿液的特点

（1）漏出液（transudate）　相对密度低，蛋白质低，细胞少。

（2）渗出液（exudate）　相对密度高，蛋白质高，可见多数白细胞。

（五）影响

1. 有利作用　稀释毒素，运送抗体。

2. 不利影响　细胞营养障碍，水肿对器官组织功能活动的影响。

第二节　钾代谢紊乱

一、正常钾代谢

1. 钾的体内分布

（1）钾是细胞内液中最主要的阳离子，体内 98% 的钾在细胞内液，其余仅 2% 在细胞外液；

（2）血清钾正常浓度为 3.5~5.5mmol/L；胞内液的钾浓度为 140~160mmol/L。

2. 钾平衡的调节

（1）通过细胞膜 Na^+-K^+ 泵，改变钾在细胞内、外液的分布。

（2）通过细胞内外的 H^+-K^+ 泵交换，影响细胞内、外液钾的分布。

（3）通过肾小管上皮细胞内、外跨膜电位的改变影响其排钾量。

（4）通过醛固酮和远端小管液流速，调节肾排钾量。

（5）通过结肠的排钾及出汗形式。

3. 钾的生理功能

（1）维持细胞静息电位；

（2）维持新陈代谢；

（3）调节渗透压；

（4）维持酸碱平衡。

二、钾代谢的紊乱

缺钾指细胞内钾和机体总钾量的缺失。

（一）低钾血症

1. 特点 血清 K^+ 浓度 < 3.5mmol/L，体钾总量不一定减少。

2. 原因和机制

（1）饮食中摄入的钾减少，少见。

（2）钾排出过多，可经不同途径丢失。

① 经胃肠道丢失，见于呕吐、腹泻等；

② 经肾丢失：见于过量应用排钾利尿剂；肾小管性酸中毒，Na^+–K^+ 交换增多；盐皮质激素过多；镁缺失。

③ 经皮肤汗液失钾。

（3）钾分布异常，向细胞内转移，见于：急性碱中毒缓冲细胞内外 H^+–K^+ 交换↑及肾小管上皮细胞 Na^+–K^+ 交换↑；大剂量胰岛素及葡萄糖促进糖原合成，K^+ 从细胞外液移入细胞内；低钾血症型周期性麻痹，骨骼肌对 K^+ 的摄入异常增多，机制未明。

3. 对机体的影响

（1）急性者神经肌肉功能障碍

① CNS 抑制（脑细胞兴奋性↓，ATP 生成↓，Na^+，K^+–ATP 酶活性↓）；

② 骨骼肌：四肢软弱无力，甚至出现软瘫（超极化阻滞）；

③ 胃肠运动减弱，甚至肠梗阻；

④ 心血管系统 心律失常，因心肌细胞的自律性↑、传导性↓、兴奋性↑、收缩性先↑后↓。

（2）慢性缺钾、低钾血症，多见于：

① 肾脏浓缩↓，多尿，低比重尿；

② 易发生高血糖，负氮平衡对 K^+ 的摄取异常增多，机制未明。

4. 防治

（1）防治原发病

（2）补钾原则 见尿补钾，不能操之过急，尽量做到口服静脉滴注者低浓度、慢速。

（二）高钾血症

1. 特点 血清 K^+ 浓度 > 5.5mmol/L，体钾总量不一定增多。

2. 原因和机制

（1）摄入过多 极为罕见，多为医源性。

（2）排出减少，见于：

① 肾衰竭，排钾功能障碍；

② 肾上腺皮质功能不全；

③ 保钾利尿剂竞争性阻断醛固酮的作用；

④ 洋地黄过量，抑制 Na^+、K^+-ATP 酶。

（3）泌钾障碍并使组织细胞摄钾减少。

（4）细胞内钾大量逸出，主要见于：

① 大量溶血、组织坏死；

② 酸中毒缓冲中，细胞内、外 H^+-K^+ 交换↑，肾小管上皮细胞 H^+-Na^+ 交换↑，Na^+-K^+ 交换↓；

③ 胰岛素缺乏和高血糖，过量 β 阻断剂，妨碍 K^+ 进入细胞；

④ 高钾血症型周期性麻痹，机制不清。

3. 对机体的影响 膜电位异常引发的骨骼肌和心肌功能障碍。

（1）神经肌肉

① 轻度高钾血症肌肉兴奋性↑；

② 重度高钾血症可出现弛缓性麻痹（去极化阻滞）。

（2）心脏

① 高血钾时心肌自律性↓、传导性↓；

② 兴奋性轻度时↑，重度时↓、收缩性↓；

③ 可引起严重的传导阻滞，室颤甚至心搏骤停。

4. 防治

（1）防治原发病，但更需紧急抢救；

（2）对抗钾对心肌的毒性作用；

（3）排出过多的钾 透析、阳离子交换树脂。

第三节 镁代谢紊乱

一、镁代谢

（一）镁的正常代谢

1. 吸收 镁摄入后主要由小肠吸收。与钙互相竞争。氨基酸促进吸收，纤维降低镁的吸收。

2. 排泄 60%~70% 从粪便排出。

3. 镁稳态的调控 主要由消化道吸收和肾脏排泄来完成。

（1）血镁浓度影响最大。低镁血症时，刺激甲状旁腺分泌甲状旁腺激素，使肾小管对镁的重吸收增加；高镁血症时，重吸收明显减低。

（2）多肽激素，例如胰高血糖素、降钙素和血管加压素，可增强重吸收。

（3）维生素 D 可加强肽类激素的作用。

（二）镁的体内分布

1. 分布

（1）成人镁总量约为 1mol（20~28g），骨骼 60%~65%，骨骼肌 27%，细胞外液 < 1%。

（2）红细胞内浓度 2.5 mmol/L，血清 0.75~1.25 mmol/L。

2. 血镁

（1）离子型（游离镁）、复合型（与磷酸、柠檬酸等结合）、蛋白结合型（主要是白蛋白）。

（2）比例为 55 : 13 : 32。游离镁具有重要生物学活性。

（三）镁的主要生理功能

（1）维持酶的活性。

（2）维持可兴奋细胞的兴奋性，对中枢神经系统、神经肌肉和心肌等，均起抑制作用。

（3）维持细胞的遗传稳定性。

二、镁代谢的紊乱

（一）低镁血症

血清镁浓度低于 0.75mmol/L，称为低镁血症（hypomagne-semia）。

1. 原因和机制

（1）镁摄入不足 长期禁食、厌食、恶心、经静脉输注无镁的肠外营养液等。

（2）吸收障碍。

（3）镁排出过多

①经胃肠道排出过多，严重呕吐、腹泻和持续胃肠引流；

②经肾脏排出过多；

③透析失镁，尿毒症等疾病时使用大量无镁透析液；

④汗液失镁，运动员在剧烈运动时。

（4）细胞外液镁转入细胞过多。

（5）其他原因

①肝硬化；

②充血性心力衰竭；

③心肌梗死；

④低钾血症。

2. 对机体的影响

（1）对神经－肌肉和中枢神经系统的影响。

（2）低镁血症时，神经－肌肉和中枢神经系统应激性增高。

（3）机制 Mg^{2+} 抑制作用减弱。

（4）对心血管的影响

①心律失常；

②高血压；

③动脉粥样硬化；

④冠心病。

（5）对代谢的影响

①低钙血症；

②低钾血症。

3. 防治的病理生理基础

（1）防治原发病。

（2）轻者，肌内注射补镁；重者，缓慢静脉注射或滴注硫酸镁。

（3）防止因补镁过快而转变为高镁血症。

（二）高镁血症

指血清镁浓度高于 1.25mmol/L。

1.原因和机制

（1）镁摄入过多　静脉内补镁过快、过多。

（2）肾排镁过少　是高镁血症最重要的原因。

（3）细胞内镁外移过多

①细胞严重损伤或分解代谢亢进；

②发生高钾血症。

2.对机体的影响　血清镁浓度不超过 2mmol/L 时，临床上很难觉察高镁血症对机体的影响。

（1）对神经-肌肉和中枢神经系统的影响

①可出现肌无力，弛缓性麻痹，膝腱反射减弱或消失，嗜睡或昏迷。

②严重者可因呼吸肌麻痹而死亡。

（2）对心血管的影响

①传导阻滞和心动过缓；

②心电图 P-R 间期延长和 QRS 波群增宽，T 波增高。

（3）对平滑肌的影响　抑制。

①外周阻力降低和动脉血压下降。

②对内脏平滑肌的抑制可引起恶心、呕吐、嗳气、便秘、尿潴留等症状。

3.防治的病理生理基础

（1）防治原发病；

（2）改善肾功能；

（3）静注葡萄糖酸钙拮抗；

（4）透析疗法清除镁。

第四节　钙、磷代谢紊乱

一、正常钙、磷代谢的调节和功能

钙和磷是人体内含量最丰富的无机元素。正常成人，钙总量为 700~1400g，磷总量 400~800g。

（一）钙、磷的吸收

1.钙

（1）食物钙必须转变为游离 Ca，被肠道吸收。

（2）影响 肠管 pH 偏碱，减少钙吸收；偏酸促进吸收。

2.磷 食物中的有机磷酸酯，在肠管内被磷酸酶分解为无机磷酸盐后被肠道吸收。

（二）钙、磷的排泄

1.钙

（1）钙约 20% 肾排出，80% 粪便排出。

（2）肾小球滤过的钙，95% 以上被肾小管重吸收。

（3）血钙升高，尿钙排出增多。

2.磷

（1）肾是排磷的主要器官，70% 肾排出，30% 由粪便排出。

（2）肾小球滤过的磷，85%~95% 被肾小管（近曲小管）重吸收。

（三）钙、磷的分布

1.分布

（1）主要分布 体内约 99% 钙和 86% 磷以羟基磷灰石形式存在于骨、牙齿。

（2）其余呈溶解状态分布于体液和软组织中。

2.血钙

（1）定义 指血清中所含的总钙量。

（2）含量 正常成人为 2.25~2.75mmol/L，儿童稍高。

（3）生理作用 主要为游离钙。

（4）非扩散钙与离子钙可互相转化。

（5）影响因素 血液偏酸时，游离钙升高；血液偏碱时，蛋白结合钙增多。

3.骨盐

（1）血浆中钙、磷浓度关系密切。

（2）正常时，二者的乘积（[Ca] × [P]）为 30~40mg/dL。

（3）如 > 40，则钙、磷以骨盐形式沉积于骨组织。

（4）若＜35，则骨骼钙化障碍，骨盐溶解。

4. 血磷

（1）定义　血液中的磷以有机磷和无机磷两种形式存在。血磷通常是指血浆中的无机磷。

（2）含量　正常人为 1.1~1.3mmol/L，婴儿为 1.3~2.3mmol/L。

（四）钙、磷代谢的调节

1. 调节器官　肾脏、骨骼、小肠。

2. 相关激素及关系

（1）相关激素　甲状旁腺素（PTH）、1.25- 二羟维生素 D_3、降钙素（CT）。

（2）关系　三者的相互制约，相互协调，保持血钙浓度的相对恒定。

激素	肠钙吸收	溶骨作用	成骨作用	肾排钙	肾排磷	血钙	血磷
PTH	↑	↑↑	↓	↓	↑	↑	↓
CT	↓（生理剂量）	↓	↑	↑	↑	↓	↓
1，25-二羟维生素 D_3	↑↑	↑	↑	↓	↓	↑	↑

3. 细胞内钙稳态调节

（1）Ca^{2+} 入胞液的途径　主要取决于内钙释放。质膜钙通道、胞内钙库释放通道。

（2）Ca^{2+} 离开胞液的途径　主动过程。钙泵、Na^+-Ca^{2+} 交换蛋白、Ca^{2+}-H^+ 交换。

（五）钙、磷的生理功能

1. 钙、磷共同参与的生理功能

（1）成骨；

（2）凝血。

2. 钙的其他生理功能

（1）调节细胞功能的信使；

（2）调节酶的活性；

（3）维持神经—肌肉的兴奋性；

（4）可降低毛细血管和细胞膜的通透性，防止渗出，控制炎症和水肿。

3. 磷的其他生理功能

（1）调控生物大分子的活性；

（2）参与机体能量代谢的核心反应；

（3）生命重要物质的组分；

（4）是血液缓冲体系的重要组成成分。

二、钙、磷代谢的紊乱

（一）低钙血症

1. **特征** 当血清蛋白浓度正常时，血钙低于 2.2mmol/L，或血清 Ca 低于 1.0 mmol/L。

2. 病因和发生机制

（1）维生素 D 代谢障碍 食物中缺少或紫外线照射不足；肠吸收障碍；羟化障碍。

（2）甲状旁腺功能减退 PTH 缺乏；PTH 抵抗：受体异常。

（3）慢性肾衰竭。

（4）低镁血症 使 PTH 分泌减少。

（5）急性胰腺炎。

（6）低白蛋白血症（肾病综合征）、妊娠、大量输血等。

3. 对机体的影响

（1）对神经肌肉 兴奋性增加，可出现肌肉痉挛、手足搐搦、喉鸣与惊厥。

（2）对骨骼 佝偻病；成人可表现为骨质软化、骨质疏松和纤维性骨炎等。

（3）对心肌 心肌兴奋性和传导性升高，动作电位平台期延长，不应期亦延长。

（4）婴幼儿缺钙时，免疫力低下，易发生感染。

（5）慢性缺钙，可致皮肤干燥、脱屑、指甲易脆和毛发稀疏等。

4. 防治原则 病因治疗，补充钙剂和维生素 D。

（二）高钙血症

1. 特征 血清钙大于 2.75 mmol/L，或血清钙大于 1.25 mmol/L。

2. 病因和发生机制

（1）甲状旁腺功能亢进

①原发性常见于甲状旁腺腺瘤、增生或腺癌，高血钙的主要原因；

②继发性见于甲状旁腺代偿性增生。

（2）恶性肿瘤 恶性肿瘤和恶性肿瘤骨转移是引起血钙升高的最常见原因。

（3）维生素 D 中毒。

（4）甲状腺功能亢进 甲状腺素具有溶骨作用，中度甲亢患者人约 20% 伴高钙血症。

（5）其肾上腺功能不全、维生素 A 摄入过量，类肉瘤病、应用噻嗪类药物等。

3. 对机体的影响

（1）对神经肌肉

①兴奋性降低，表现为乏力、表情淡漠、腱反射减弱，

②严重可出现精神障碍、木僵和昏迷。

（2）对心肌

① Na^+ 内流竞争抑制（膜屏障作用）增强，心肌兴奋性和传导性降低。

②动作电位平台期缩短，复极加速。

（3）肾损害 肾对高钙血症敏感，主要损伤肾小管。

（4）其他 多处异位钙化灶的形成，引起相应组织器官功能损害。

4. 注意 血清钙大于 4.5mmol/L，可发生高钙血症危象。

5. 防治原则 病因治疗，支持治疗和降钙治疗等。

（三）低磷血症

1. 特征 血清无机磷浓度小于 0.8mmol/L。

2. 病因和发病机制

（1）小肠磷吸收降低；

（2）尿磷排泄增加；

（3）磷向细胞内转移。

3. 对机体的影响 重者可有肌无力、感觉异常、鸭态步、骨痛、佝偻病、病理性骨折、易激惹、精神错乱、抽搐、昏迷。

4. 防治原则 及时诊断，适当补磷。

（四）高磷血症

1. 特征 血清磷成人大于1.61mmol/L，儿童大于1.90mmol/L。

2. 病因和发生机制

（1）急、慢性肾功能不全 肾小球滤过率在 20~30ml/min 以下。

（2）甲状旁腺功能低下（原发性、继发性和假性） 尿排磷减少，导致血磷增高。

（3）维生素 D 中毒 促进小肠及肾对磷的重吸收。

（4）磷向细胞外移出 急性酸中毒，骨骼肌破坏，高热，恶性肿瘤，淋巴细胞性白血病。

3. 对机体的影响 抑制肾脏羟化酶和骨的重吸收。诱导的低钙血症和异位钙化有关。

4. 防治原则 治疗原发病，降低肠吸收磷，必要时透析疗法。

第四章
酸碱平衡和酸碱平衡紊乱

1. **酸碱平衡**　在生理情况下维持体液酸碱度的相对稳定性，称为酸碱平衡。

2. **酸碱平衡紊乱**　多种因素引起酸碱负荷过度或调节机制障碍导致体液酸碱度稳定性破坏。

第一节　酸、碱的概念及酸、碱物质的来源和调节

一、酸、碱的概念

1. **酸**　化学反应中能释放出 H^+ 的物质

2. **碱**　化学反应中能接受 H^+ 的物质

二、体液中酸、碱物质的来源

1. **酸的来源**

（1）挥发酸　氧化分解的终产物 CO_2 与 H_2O 结合生成 H_2CO_3，每天产 H^+ 15mol 左右。

（2）非挥发酸　指不能变成气体由肺呼出，而只能通过肾由尿排出的酸性物质，每天 50~100mmol。

2. **碱的来源**　主要来源于食物中有机酸盐及体内代谢中生成的 HCO_3^-。

三、酸碱平衡的调节

（一）血液缓冲系统

1. **机制**　接受或释放 H^+，减缓体液 pH 变动程度。

2. 碳酸氢盐缓冲对

（1）分类 ECF: $NaHCO_3/H_2CO_3$，ICF: $KHCO_3/H_2CO_3$。

（2）特点 开放性缓冲体系，缓冲潜力强大，不能缓冲挥发酸。

3. 非碳酸氢盐缓冲对

（1）$HPO_4^{2-}/H_2PO_4^-$ 存在于 ICF 和 ECF，主要在 ICF 发挥作用。

（2）Pr^-/HPr 存在于血浆及细胞内。

（3）Hb^-/HHb 及 $HbO_2^-/HHbO_2$，RBC 独有，主要缓冲挥发酸。

4. 过程

（1）挥发酸由非碳酸氢盐缓冲对缓冲；

（2）固定酸及碱可由所有缓冲对缓冲；

（3）酸负荷增加时，骨盐（$CaCO_3$、$CaHPO_4$）亦能参与缓冲。

（二）肺在酸碱平衡中的调节作用

通过改变 CO_2 的排出量，调节血浆碳酸浓度，维持血浆 pH 相对恒定。

（三）组织细胞内外离子交换

（1）H^+–K^+ 交换；

（2）Cl^-–HCO_3^- 交换。

（四）肾在酸碱平衡中的调节作用

1. 机制

（1）排出固定酸。

（2）维持血浆碳酸氢钠浓度。

2. $NaHCO_3$ 重吸收

正常情况下，随尿排出体外的量仅为滤出量的 0.1%，几乎无丢失。

3. 磷酸盐酸化

（1）机制 远曲小管及集合管上皮细胞泌 H^+，H^+–Na^+ 交换。

（2）结果 血浆及近曲小管原尿中 Na_2HPO_4/NaH_2PO_4（4∶1）经交换后比例为 1∶99）。

4. NH_4^+ 的排泌

（1）NH_4^+ 生成（血浆）。

（2）NH_3 循环（髓袢）。

（3）NH_4^+ 排泌（集合管）。

（五）各系统特点

1. **血液** 缓冲系统反应最为迅速。

2. **肺** 调节作用效能大，也很迅速。

3. **细胞内液** 缓冲作用强于细胞外液，2~4 小时后才发挥调节作用。

4. **肾脏** 作用发挥较慢，12~24 小时才发挥作用，效率高，作用持久。

第二节 酸碱平衡紊乱的类型及常用指标

一、碱平衡紊乱的分类

1. 根据 pH 变化分类

（1）酸中毒 pH < 7.35。

（2）碱中毒 pH > 7.45。

2. 根据起始病因分类

（1）呼吸性酸碱平衡紊乱 [H_2CO_3] 原发改变。

（2）代谢性酸碱平衡紊乱 [HCO_3^-] 原发改变。

3. 根据代偿状况分类

（1）代偿性 [HCO_3^- / H_2CO_3]=20/1；pH=7.35~7.45。

（2）失代偿性 pH 超出正常范围。

4. 根据酸碱丢失状况分类

（1）单纯型酸碱平衡紊乱。

（2）混合型酸碱平衡紊乱。

①双重混合型酸碱平衡紊乱；

②三重混合型酸碱平衡紊乱。

二、反映酸碱平衡状况的常用指标

1. 动脉血 pH 值

（1）正常值 7.40（7.35~7.45）。

（2）pH < 7.35，酸中毒（acidosis）。

（3）pH > 7.45，碱中毒（alkalosis）。

2. 动脉血二氧化碳分压

（1）含义 血浆中呈物理溶解状态的 CO_2 分子产生的张力称为动脉血二氧化碳分压（$PaCO_2$）。

（2）正常值 40（33~46）mmHg。

（3）分压↑ 通气不足，CO_2 潴留。

（4）分压↓ 通气过度，CO_2 排出过多。

（5）意义 反应呼吸因素的指标。

3. 碳酸氢盐

（1）标准碳酸氢盐

①概念 指全血标准条件下（温度 38℃、血红蛋白氧饱和度 100%、标本用 $PaCO_2$ 40mmHg 的气体平衡）测得的血浆 HCO_3^- 浓度（SB）。

②正常值 22~27mmol/L（24mmol/L）。

③意义 反映代谢因素的指标。

（2）实际碳酸氢盐 指隔绝空气的血液标本在实际体温、实际血红蛋白氧饱和度、实际 $PaCO_2$ 条件下测得的血浆 HCO_3^- 浓度（AB）。

（3）特点

① AB 受呼吸和代谢两个方面因素的影响。

②SB 消除了呼吸因素的影响，是评估代谢性因素影响的指标。

③标准 AB=SB=24mmol/L（22~27mmol/L）。

④意义 比较 SB、AB 的不同变化有助于酸碱平衡紊乱的鉴别诊断。

4. 缓冲碱

（1）概念 血液中一切具有缓冲作用的负离子总和称为缓冲碱（BB）。

（2）正常值 45~51mmol/L（48mmol/L）。

（3）意义 反映代谢因素的指标。

5. 碱剩余

（1）概念 在标准条件下（37~38 ℃），血氧饱和度100%，用 $PaCO_2$ 40mmHg 气体平衡及血红蛋白 150g/L，用酸或碱将 1L 全血或血浆滴定到 pH 为 7.4 时所用的酸或碱量。用酸滴定称碱剩余（BE），用碱滴定称碱缺失（–BE）。

BE=BB–NBB =（45~51）–48

（2）正常值 （0±3）mmol/L

（3）意义 反映代谢因素的指标。

6. 阴离子间隙

（1）概念 血浆中未测定阴离子(UA)与未测定阳离子(UC)的差值称为阴离子间隙（AG）。

AG=UA–UC

（2）正常值 10~14 mmol/L（12 mmol/L ）。

（3）意义 反映代谢因素，反映固定酸。

（4）注意

① AG 的大小在一定程度上和血中内生固定酸的多少有关；

②血浆蛋白浓度对 AG 的影响；

③ AG 有助于区分代谢性酸中毒的类型和混合酸碱平衡紊乱的鉴别诊断。

第三节 单纯型酸碱平衡紊乱

一、代谢性酸中毒

1. 特征 血浆中 [H⁺] 原发性增高和（或）[HCO_3^-] 原发性减少。

2. 原因

（1）体内产生大量内生酸 乳酸、酮症酸中毒。

（2）肾外丢失 HCO_3^- 腹泻、肠瘘、尿肠吻合。

（3）肾排酸、保碱功能↓，肾衰、碳酸酐酶抑制剂、肾小管性酸中毒。

（4）酸性、成酸性药物摄（输）入过多，如水杨酸等。

（5）稀释性酸中毒　NaCl 输入过多，HCO_3^- 被稀释。

3. 分类

（1）AG 增高性代谢性酸中毒

①特点　AG 升高，血氯正常；

②机制　血浆固定酸↑。

（2）AG 正常性代谢性酸中毒

①特点　AG 正常，血氯升高；

②机制　HCO_3^- 丢失↑。

4. 代偿调节

（1）细胞外液的缓冲　$H^+ + HCO_3^- \rightarrow H_2CO_3 \rightarrow CO_2 \uparrow + H_2O$ 最迅速。

（2）呼吸代偿　呼吸加深、加快最明显。

（3）细胞内、外离子交换　细胞内液缓冲 $H^+ \rightarrow$ 细胞内，K^+ 外移 最持久。

（4）肾脏的调节　$NaHCO_3$ 重吸收↑、磷酸盐酸化↑、NH_4^+ 排泌↑ 最强大。

（5）骨盐的缓冲　骨中 CO_3^{2-} 缓冲 H^+ 最迟缓。

5. 血气特点　经代偿后，各项指标均降低 pH ↓、$PaCO_2$ ↓、SB ↓、AB ↓、BB ↓、BE 不变。

6. 对机体的影响

（1）心血管系统　毛细血管容量↑、回心血量↓、休克；心肌收缩力↓，H^+-K^+ 交换，高血钾。

（2）呼吸系统　呼吸代偿使呼吸变深、变快。

（3）神经系统　抑制（GABA 生成↑，ATP 生成↓）。

（4）骨骼系统　骨钙盐参与缓冲，小儿生长延迟、佝偻病、成人骨质软化。

7. 防治原则

（1）防治原发病；

（2）改善微循环，维持电解质平衡；

（3）应用碱性药。

二、呼吸性酸中毒

1. 特征　由 $PaCO_2$（或 H_2CO_3）原发性升高所导致的 pH 下降。

2. 原因

（1）肺泡通气不足

① 呼吸中枢抑制；

② 呼吸肌肉神经麻痹；

③ 呼吸道阻塞；

④ 肺部疾患；

⑤ 胸廓异常。

（2）通风不良，CO_2 吸入过多。

3. 分类

（1）急性呼吸性酸中毒。

（2）慢性呼吸性酸中毒。

4. 代偿调节

（1）代偿形式

① 细胞外液的缓冲　$H^+ + HCO_3^- \rightarrow H_2CO_3 \rightarrow CO_2 \uparrow + H_2O$ 最迅速。

② 呼吸代偿　呼吸加深、加快 最明显。

③ 细胞内、外离子交换　细胞内液缓冲 $H^+ \rightarrow$ 细胞内，K^+ 外移 最持久。

④ 肾脏的调节　$NaHCO_3$ 重吸收 $\uparrow$、磷酸盐酸化 $\uparrow$、NH_4^+ 排泌 $\uparrow$ 最强大。

（2）急性者　①（非碳酸氢盐缓冲对）和③，能力有限，失代偿。

（3）慢性者　除①和③外，还有④，一般可得到代偿。

5. 血气特点

（1）除 pH 降低外，代偿后各相指标均增高。

（2）急性者　pH $\downarrow$、$PaCO_2 \uparrow$、SB 不变、AB 不变、BB 不变、BE 不变。

（3）慢性者　pH $\downarrow$、$PaCO_2 \uparrow$、SB $\uparrow$、AB $\uparrow$、BB $\uparrow$、BE 不变。

6. 对机体的影响

（1）心血管系统　毛细血管容量↑、回心血量↓、休克；心肌收缩力↓，H^+-K^+交换、高血钾。

（2）呼吸系统　呼吸代偿使呼吸变深、变快。

（3）神经系统　抑制（GABA 生成↑，ATP 生成↓）。

（4）骨骼系统　骨钙盐参与缓冲，小儿生长延迟、佝偻病、成人骨质软化。

（5）中枢神经系统功能紊乱较代酸更为明显　与 CBF↑、二氧化碳麻醉有关。

7. 防治原则

（1）防治原发病；

（2）改善微循环，维持电解质平衡；

（3）慢性呼酸慎用碱性药；

（4）加强呼吸机管理。

三、代谢性碱中毒

1. 特征　H^+ 丢失和（或）HCO_3^- 增加导致血浆 $[HCO_3^-]$ 增高

2. 原因

（1）H^+ 丢失　①经胃，呕吐；②经肾，利尿、皮质激素。

（2）HCO_3^- 负荷增加　①大量输入库存血；②缺 Cl^-。

（3）H^+ 移入细胞内（严重低钾）。

3. 分类

（1）盐水反应性碱中毒　有效循环血量不足或低氯促进醛固酮分泌。

（2）盐水抵抗性碱中毒　醛固酮增多症或低血钾使醛固酮增多。

4. 代偿调节

（1）OH^- 被弱酸缓冲。

（2）严重者呼吸抑制。

（3）细胞内外　H^+-Na^+-K^+ 交换。

（4）肾脏调节　泌 H^+↓排出 HCO_3^-↑，严重低钾者可出现反常性酸性尿。

5. 血气特点 经代偿后，各项指标均增高，pH ↑、$PaCO_2$ ↑、SB ↑、AB ↑、BB ↑、BE 不变。

6. 对机体的影响

（1）慢性者通常得到代偿。

（2）急性者，CNS 功能紊乱，兴奋、意识障碍（GABA ↓）；氧解离曲线左移，组织缺氧。

7. 防治原则

（1）防治原发病；

（2）纠正血 pH；

（3）给予盐水反应性碱中毒患者盐水治疗。

四、呼吸性碱中毒

1. 特征 由 $PaCO_2$（或 H_2CO_3）原发性减少所导致的 pH 升高。

2. 原因 肺泡通气过度。

（1）低氧血症及肺疾患；

（2）CNS 疾患和精神障碍；

（3）机体代谢旺盛；

（4）药物刺激呼吸中枢；

（5）呼吸机管理不当。

3. 分类

（1）急性呼吸性碱中毒；

（2）慢性呼吸性碱中毒。

4. 代偿调节

（1）急性者 主要是细胞内、外 $Na^+ - K^+$、$Cl^- - HCO_3^-$ 交换，代偿作用有限。

（2）慢性者 肾可充分发挥作用，一般可得到代偿。

5. 血气特点

（1）除 pH 降低外，代偿后各相指标均增高。

（2）急性者 pH ↑、$PaCO_2$ ↓、SB 不变、AB 不变、BB 不变、BE 不变。

（3）慢性者 pH ↑、$PaCO_2$ ↓、SB ↓、AB ↓、BB ↓、BE

不变。

6. 对机体的影响

（1）急性者　中枢神经系统功能障碍更为明显。

（2）机制　除碱中毒的损伤外，还与 $PaCO_2\downarrow$ 脑血管收缩，$CBF\downarrow$ 有关。

7. 防治原则

（1）基本同代谢性碱中毒。

（2）急性呼吸性碱中毒可吸入 5% CO_2 混合气体。

第四节　混合型酸碱平衡紊乱

（1）定义　同一患者同时存在两种或两种以上单纯型酸碱平衡紊乱。

（2）临床可见的混合型酸碱平衡紊乱　①二重性，6-1=5 种。②三重性，两种。

（3）分类及主要血气变化

酸碱平衡类型			主要血气指标变化		
			pH	$PaCO_2$	HCO_3^-
二重性	酸碱一致	代酸－呼酸	↓↓	↑	↓
		代碱－呼碱	↑↑	↓	↑
	酸碱混合	代酸－呼碱	不定	↓	↓
		代碱－呼酸	不定	↑	不定
		代酸－代碱	不定	不定	
三重性		代酸－代碱－呼酸	不定	↑↑	↑（－）
		代酸－代碱－呼碱	不定	↓	不定

注：代酸全称为代谢性酸中毒；代碱全称为代谢性碱中毒；呼酸全称为呼吸性酸中毒；呼碱全称为呼吸性碱中毒。

第五节　分析判断酸碱平衡紊乱的方法及其病理生理基础

一、单纯型酸碱平衡紊乱的判断

（1）看 pH 定酸碱 pH < 7.35 为酸中毒；pH > 7.45 为碱中毒。

（2）根据病史和原发性紊乱可判断为呼吸性还是代谢性紊乱。

如原发 $PaCO_2$ ↑，引起 pH ↓，为呼吸性酸中毒。

如原发 $PaCO_2$ ↓，引起 pH ↑，为呼吸性碱中毒。

如原发 HCO_3^- ↓，引起 pH ↓，为代谢性酸中毒。

如原发 HCO_3^- ↑，引起 pH ↑，为代谢性酸中毒。

（3）根据代偿情况可判断为单纯型酸碱平衡紊乱还是混合型酸碱平衡紊乱。

常用单纯型酸碱失衡的预计代偿公式

原发失衡	原发化学变化	代偿反应	预计代偿公式	代偿时限	代偿极限
代谢性酸中毒	$[HCO_3^-]$ ↓	$PaCO_2$ ↓	$PaCO_2=1.5[HCO_3^-]+8\pm2$ $\Delta PaCO_2=1.2\times\Delta[HCO_3^-]\pm2$	12~12h	10mmHg
代谢性碱中毒	$[HCO_3^-]$ ↑	$PaCO_2$ ↑	$\Delta PaCO_2=0.7\times\Delta[HCO_3^-]\pm5$	12~12h	55mmHg
呼吸性酸中毒	$PaCO_2$ ↑	$[HCO_3^-]$ ↑	急性： 代偿引起增高 3~4mmol/L $\Delta[HCO_3^-]=0.1\times\Delta PaCO_2\pm1.5$ 慢性： $\Delta[HCO_3^-]=0.4\times\Delta PaCO_2\pm3$	几分钟 3~5 天	30mmol/L 42~45mmol/L
呼吸性碱中毒	$PaCO_2$ ↓	$[HCO_3^-]$ ↓	急性： $\Delta[HCO_3^-]=0.2\times\Delta PaCO_2\pm2.5$ 慢性： $\Delta[HCO_3^-]=0.5\times\Delta PaCO_2\pm2.5$	几分钟 3~5 天	18mmol/L 12~15mmol/L

注：“Δ”者为变化值，无“Δ”表示绝对值。

二、混合型酸碱平衡紊乱的判断

1. 代偿调节的方向性

（1）$PaCO_2$ 和 HCO_3^- 变化方向相反者为酸碱平衡一致型混合型酸碱平衡紊乱。

（2）$PaCO_2$ 和 HCO_3^- 变化方向一致者为酸碱混合型酸碱平衡紊乱。

2. 代偿预计值和代偿限度

（1）慢性呼吸性酸中毒代偿预计公式

$$\Delta [HCO_3^-] \uparrow = 0.4 \Delta PaCO_2 \pm 3$$

（2）慢性呼吸性酸中毒代偿预计值

$$HCO_3^- = \{ \Delta [HCO_3] + \text{正常 } HCO_3^- \text{ 值} \} \pm 3 = [0.4 \Delta PaCO_2 + 24] \pm 3$$

3. 以阴离子间隙值判断代谢性酸中毒的类型及混合型酸碱平衡紊乱

（1）代谢性酸中毒 AG 升高 > 14mmol/L，提示存在代谢性酸中毒，> 30mmol/L 肯定存在代谢性酸中毒。

（2）代谢性碱中毒

① $\Delta AG \uparrow = \Delta [HCO_3^-] \downarrow$；潜在 $[HCO_3^-] = [HCO_3^-]$ 实测值 $+ \Delta AG$。

② $\Delta AG \uparrow > \Delta [HCO_3^-] \downarrow$；或潜在 $[HCO_3^-] > $ 预计 $[HCO_3^-]$。

（3）AG > 16 提示患者除已判断的酸碱平衡紊乱外，还存在内生固定酸增多造成的代谢性酸中毒。

第五章 糖代谢紊乱

第一节 高血糖症

高血糖症是指空腹时血糖水平高于 6.9mmol/L（125mg/dL）。当血糖高于其肾阈值 9.0mmol/L（160mg/dL）时，则出现尿糖。

一、病因和发病机制

（一）胰岛素分泌障碍

1. 免疫因素

（1）细胞免疫异常。

①介导细胞毒性 T 淋巴细胞针对胰岛素 β 细胞特殊抗原产生的破坏作用。

②激活的 T 淋巴细胞使辅助性 T 淋巴细胞分泌针对相应抗原的各种抗体。

③激活的 T 淋巴细胞、巨噬细胞释放多种细胞因子，在 β 细胞自身免疫损伤中起重要作用。

（2）自身抗体形成。

（3）胰岛 β 细胞凋亡。

2. 遗传因素

（1）组织相容性抗原基因；

（2）细胞毒性 T 淋巴细胞相关性抗原 4 基因；

（3）叉头蛋白 3 基因；

（4）胸腺胰岛素基因表达。

3. 环境因素

（1）病毒感染；

（2）化学损伤；

（3）饮食因素。

（二）胰岛素抵抗

1. 受体前缺陷

（1）胰岛素基因突变；

（2）胰岛素抗体形成。

2. 受体缺陷

（1）胰岛素受体异常；

（2）胰岛素受体抗体形成。

3. 受体后缺陷

（1）胰岛素受体底物基因突变

① IRS 降解异常；

② IRS 磷酸化异常；

③ IRS 分布异常。

（2）PI3K 异常。

（3）PKB 异常。

（4）GSK-3 异常。

（5）GLUT4 异常。

（三）胰高血糖素分泌失调

（1）胰高血糖素分泌的抑制机制受损；

（2）胰岛 α 细胞对葡萄糖的敏感性下降；

（3）胰高血糖素对 β 细胞的作用异常；

（4）胰岛 α 细胞的胰岛素抵抗。

（四）其他因素

1. 肝源性高血糖

（1）继发性胰岛功能不全；

（2）胰高血糖素灭活减弱，糖代谢的酶系统破坏、功能结构改变，糖吸收、利用障碍；

（3）胰岛素抵抗；

（4）肝病治疗中使用过多的高糖饮食、大量皮质激素和利尿剂的应用等。

2. 肾源性高血糖

3. 应激性高血糖

4. 内分泌性高血糖

5. 妊娠性高血糖

6. 药物性高血糖

7. 其他因素引起的高血糖　肥胖、高脂血症、某些肌病及遗传病、有机磷中毒等。

二、对机体的影响

1. 代谢紊乱

（1）渗透性脱水和尿糖。

（2）酮症酸中毒。

2. 多系统损害

（1）对心血管系统的影响。

（2）对神经系统的影响。

（3）对免疫系统的影响。

（4）对血液系统的影响。

（5）对眼晶状体的影响。

（6）对其他器官、系统的影响。

3. 高血糖症防治的病理生理基础

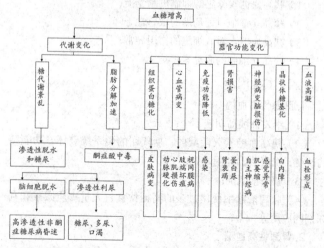

（1）饮食治疗。

（2）运动疗法。

（3）药物治疗

①降糖药物；

②胰岛素治疗；

③其他疗法。

第二节　低血糖症

一、病因和发病机制

1.血糖来源减少

（1）营养不良。

（2）肝衰竭。

（3）肾功能不全。

（4）升高血糖激素缺乏

①胰高血糖素缺乏；

②糖皮质激素缺乏；

③肾上腺素缺乏。

2.血糖去路增加

（1）血液中的胰岛素增高。

①胰岛素自身抗体和抗胰岛素受体自身抗体形成；

②自主神经功能紊乱；

③与饮食相关的反应性低血糖。

（2）胰岛素－葡萄糖偶联机制缺陷。

（3）葡萄糖消耗过多。

二、对机体的影响

（1）对交感神经的影响。

（2）对中枢神经系统的影响。

（3）低血糖发作的警觉症状不敏感。

三、防治的病理生理基础

1. 病因学防治

（1）积极寻找致病原因。

（2）摄入足够糖类。

（3）避免过度疲劳及剧烈运动。

2. 发作时的处理　迅速补充葡萄糖，恢复正常血糖水平，维护重要脏器功能是决定预后的关键。

第六章　脂代谢紊乱

血脂是血浆中的中性脂肪【三酰甘油(甘油三酯)和胆固醇】和类脂（磷脂、糖脂、固醇、类固醇）的总称，广泛存在于人体中。它们是生命细胞的基础代谢必需物质。一般说来，血脂中的主要成分是三酰甘油和胆固醇，其中三酰甘油参与人体内能量代谢，而胆固醇则主要用于合成细胞浆膜、类固醇激素和胆汁酸。

第一节　概述

一、脂蛋白的组成、分类、功能

1. **乳糜微粒**　是最大的脂蛋白，主要功能是运输外源性甘油三酯。

2. **高密度脂蛋白**　是血清中颗粒密度最大的一组脂蛋白，亦称为 α_1 脂蛋白，比较富含磷脂质，主要作用是将肝脏以外组织中的胆固醇转运到肝脏进行分解代谢。HDL 被认为是抗动脉粥样硬化因子。

3. **低密度脂蛋白**　是富含胆固醇的脂蛋白，主要作用是将胆固醇运送到外周血液。是动脉粥样硬化的危险因素之一，被认为是致动脉粥样硬化的因子。

4. **极低密度脂蛋白**

二、脂蛋白的正常代谢

1. **脂蛋白代谢相关的蛋白质**　脂蛋白颗粒中蛋白质起到运载脂质的作用，而被命名为载脂蛋白。

2. 脂蛋白代谢相关的受体和酶

3. 脂蛋白代谢相关的途径

（1）外源性代谢　指饮食摄入的胆固醇和甘油三酯在小肠中合成乳糜微粒及其代谢过程。

（2）内源性代谢　指由肝脏合成极低密度脂蛋白后，极低密度脂蛋白转变成低密度脂蛋白和中间密度脂蛋白，低密度脂蛋白被肝脏或其他器官代谢的过程。

（3）胆固醇的转运　与低密度脂蛋白转运胆固醇的方式相反，高密度脂蛋白是将肝外组织细胞中的胆固醇转运至肝脏进行分解代谢。

三、脂代谢紊乱的分型

空腹血浆总胆固醇 $\geq$ 6.22mmol/L（240mg/dL）和（或）三酰甘油 $\geq$ 2.26mmol/L（200mg/dL）为高脂血症。

1. 高脂蛋白血症

（1）病因分型　原发性高脂蛋白血症、继发性高脂蛋白血症。

（2）表型分型　分为Ⅰ、Ⅱa、Ⅱb、Ⅲ、Ⅳ、Ⅴ六型。

（3）简易分型　高胆固醇血症高三酰甘油血症混合型高脂血症。

2. 低脂蛋白血症

（1）原发性。

（2）继发性。

第二节　高脂蛋白血症

一、病因及影响因素

1. 遗传性因素

（1）*LDLR* 基因异常。

（2）*LPL* 基因异常。

（3）*apoB100* 基因异常。

（4）*apoE* 基因异常。

2. 营养性因素

3. 疾病性因素

（1）糖尿病。

（2）肾疾病。

（3）甲状腺功能减退症。

4. 其他因素

（1）酗酒。

（2）缺乏运动。

（3）年龄。

二、发生机制

1. 外源性脂质或其他相关物质摄取增加

（1）饮食脂质含量高。

（2）饮食饱和脂肪酸含量高。

（3）肠道脂质摄取增加。

2. 内源性脂质合成增加　肝脏脂蛋白合成增加。

3. 脂质运转或分解代谢异常

（1）CM 和 VLDL 转运与分解代谢异常。

（2）LDL 转运与分解代谢异常。

（3）HDL 介导胆固醇逆转运异常。

三、对机体的影响

（1）动脉粥样硬化。

（2）非乙醇性脂肪性肝病。

（3）肥胖。

（4）对大脑的影响。

（5）对肾脏的影响。

四、防治的病理生理基础

1. 消除病因学因素

（1）防治原发病。

（2）控制其他影响因素

①合理饮食；

②适度运动，避免长时间久坐不动；

③戒烟戒酒等不良生活习惯。

2. 纠正血脂异常

（1）药物降脂。

（2）基因治疗。

3. 防止靶器官损伤

（1）促进靶器官胆固醇的转运。

（2）保护靶器官。

第三节　低脂蛋白血症

一、发生机制

（1）脂质摄入不足。

（2）脂质代谢增强。

（3）脂质合成减少。

（4）脂蛋白相关基因缺陷。

二、对机体的影响

（1）对血液系统的影响。

（2）对消化系统的影响。

（3）对神经系统的影响。

第七章　缺氧

第一节　常用的血氧指标

一、缺氧的概念

1. 定义　当组织得不到充足的氧，或不能充分利用氧时，组织的代谢、功能，甚至形态结构都可能发生异常变化，这一病理过程称为缺氧。

2. 氧的获得和利用过程

（1）外呼吸（外界与血液气体交换的过程）；

（2）气体的运输（血液循环运输）；

（3）内呼吸（血液与细胞气体交换的过程）。

3. 组织

（1）供氧量 = 动脉血 O_2 含量 × 血流量；

（2）耗 O_2 量 =（动脉血 O_2 – 静脉血 O_2）× 血流量。

4. 血氧　反映组织供氧与用氧的重要指标，临床也常用血氧来反映机体有无缺氧。

二、常用血氧指标

1. 血氧分压

（1）定义　溶解在血液中的 O_2 所产生的张力称为血氧分压（PO_2）。

（2）动脉血氧分压 PaO_2　13.3kPa（100mmHg），取决于吸入气的氧分压和外呼吸。

（3）静脉血氧分压 PvO_2　5.33kPa（40mmHg），取决于 PaO_2 和内呼吸的状况。

2. 血氧容量

（1）定义　100ml 血液中 Hb 为氧充分饱和时的最大带氧量，

称为血氧容量（$CO_{2\,max}$）。

（2）正常值 为 20ml/dL。

（3）意义 反映血液携带氧的能力，它主要取决于 Hb 的质与量。

3. 血氧含量

（1）定义 100ml 的血液实际的带氧量称为血氧含量（CO_2）。

（2）正常值 动脉血氧含量 CaO_2:19ml/dL；静脉血氧含量 CvO_2:14ml/dL。

（3）取决于氧分压和氧容量，也就是 Hb 的质与量。

（4）应用 临床常用动 – 静脉氧含量差（$CaO_2 – CvO_2$）反映组织摄取氧的状况，正常为 5 ml/dL。

4. 血红蛋白氧饱和度

（1）定义 指血红蛋白与氧结合的百分数，简称血氧饱和度（SO_2）。

（2）公式 SO_2=（血氧含量 – 溶解的氧量）/ 氧容量 × 100% = CO_2 / $CO_{2\,max}$ × 100%。

（3）正常值 SaO_2 95%、SvO_2 70%。

（4）SO_2 与氧分压关系图 氧离曲线。

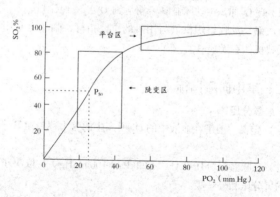

①上段 PO_2 8kPa~13.3kPa（60~100mmHg）是 O_2 与 Hb 结合的部分，平坦，PO_2 的变化对 Hb 氧饱和度影响不大。

②中段 PO_2 5.33kPa~8kPa（40~60mmHg），曲线较陡，是

氧合血红蛋白释放 O_2 的部分。

③下段 PO_2 2kPa~5.33kPa（15~40mmHg），最陡，即 PO_2 稍降，氧合血红蛋白量就大大降低。

（5）影响氧离曲线的因素

①红细胞内的 2,3-二磷酸甘油酸，血液的酸度，CO_2，血温。

②当 2,3-DPG↑，H^+↑，CO_2↑，血温↑，曲线右移，相同氧分压下，氧饱和度降低。

③反之，这几个因素都降低时，Hb 与氧的亲和力上升，曲线左移。

（6）P_{50}

①定义 反映血红蛋白与氧亲和力的指标，指血红蛋白氧饱和度为 50% 时的氧分压。

②正常值 为 26~27mmHg。

第二节 缺氧的原因、分类和血氧变化的特点

按病因分类
- 供 O_2↓
  - 低张性缺氧
  - 血液性缺氧
  - 循环性缺氧
  - 组织中毒性缺氧
- 用 O_2↓

按血气变化分类
- 低张性低氧血症 — 血氧含量↓
- 等张性低氧血症 — 又称为低氧血症
- 低血液动力性缺氧
- 组织中毒性缺氧

一、低张性缺氧

1. 概念 动脉血氧分压↓，使动脉血氧含量↓，组织供氧不足，称为低张性缺氧。

2. 原因

（1）吸入气氧分压过低 大气性缺氧，常见于高原、高空及通气不良的地方。

（2）外呼吸功能障碍 呼吸性缺氧，肺的通气功能障碍或换气功能障碍所致。

（3）静脉血流入动脉 先天性心脏病，右室压力大于左室，静脉血由室间隔流入左心，PaO_2 ↓。

3. **组织缺氧机制** $PaO_2 < 8kPa$（$60mmHg$）→ O_2 弥散速度 ↓ → 供给细胞的 O_2 ↓。

4. **血氧变化特点**

PaO_2	CaO_2	SaO_2	CO_{2max}	$CaO_2 - CvO_2$
↓	↓	↓	N	↓ 或 N

5. **特征性的体征**

（1）发绀 表现为皮肤及黏膜呈青紫色。

（2）原因 低张性缺氧 PaO_2 ↓→氧合 Hb ↓→还原 Hb ↑，当还原 Hb > 5g/dL 就会发绀。

二、血液性缺氧

（一）概念

由于血红蛋白数量减少或性质改变，以致血氧含量降低或血红蛋白结合的氧不易释出所引起的组织缺氧。等张性低氧血症。

（二）原因与机制

1. **贫血** 贫血→ Hb ↓→ CO_2 ↓→毛细血管处 PO_2 降低，速度加快→氧向组织弥散速度很快减慢→组织供氧减少。

2. **一氧化碳中毒**

（1）CO+Hb → HbCO 失去携氧能力。

（2）CO 与 Hb 中的血红素结合，通过变构效应使氧解离曲线左移，Hb 结合的氧释放减少。

（3）抑制 RBC 内糖酵解→ 2，3-DPG 生成减少→氧离曲线左移→ HbO_2 不易释放 O_2 →加重组织缺氧。

3. 高铁血红蛋白血症（肠源性发绀）

（1）Hb（Fe^{3+}）无携氧能力。

（2）提高剩余 Hb（Fe^{2+}）与 O_2 的亲和力——→氧离曲线左移——→ HbO_2 不易出，组织供氧↓。

（3）一般原因 亚硝酸盐。

4. 血红蛋白与氧的亲和力异常增强

（1）输入大量库存血→2,3-DPG↓。

（2）输入大量碱性液→血 pH↑ 氧离曲线左移→Hb 释放 O_2↓→缺氧。

（3）Hb 病 Hb 肽链中氨基酸替代→与氧亲和力↑→正常 Hb 携氧↓。

（三）血氧变化特点

PaO_2	CaO_2	SaO_2	CO_{2max}	CaO_2-CvO_2
N	↓或N	N	↓或N	↓

（四）注意

（1）血液性缺氧一般多发生发绀，正常的 Hb 尽可能地携带氧，还原性的 Hb 很难达到 5ml/dL。

（2）特殊的皮肤黏膜颜色 CO 中毒皮肤黏膜呈樱桃红色，高铁血红蛋白血症呈咖啡色。

三、循环性缺氧

1. 概念 因组织血流量减少使组织供氧量减少所引起的缺氧。低动力性缺氧。

2. 原因

（1）组织缺血

①概念 由于动脉压降低或动脉阻塞造成的组织灌注量不足称为缺血性缺氧。

②全身性循环障碍 休克和心力衰竭患者因心排血量减少

而造成。

③局部性循环障碍 动脉血栓形成、动脉炎或动脉粥样硬化造成的动脉狭窄或阻塞。

（2）组织淤血

①概念 静脉压升高可使血液回流受阻，毛细血管床淤血造成组织缺氧，称为淤血性缺氧。

②原因 右心衰竭、静脉栓塞、静脉炎。

3. 机制 无论全身还是局部循环障碍，都是由于血流↓→单位时间进入组织血量↓→组织缺氧。

4. 血氧变化特点

PaO_2	CaO_2	SaO_2	CO_{2max}	$CaO_2 - CvO_2$
N	N	N	N	↑

四、组织中毒性缺氧

1. 概念 组织、细胞利用氧障碍所引起的缺氧。

2. 原因

（1）组织中毒（抑制细胞氧化磷酸化）

①毒性物质 氰化物、硫化物、磷均可引起组织中毒性缺氧。

②氰化物（CN^-）结合 Fe^{3+}→氰化高铁细胞色素氧化酶→细胞色素氧化酶不能被还原→不能传递电子→呼吸链中断→能量生成中断→细胞死亡。

（2）细胞损伤。

（3）呼吸酶合成障碍。

3. 血氧变化特点

PaO_2	CaO_2	SaO_2	CO_{2max}	CaO_2-CvO_2
N	N	N	N	↓或↑

第三节　缺氧时机体的功能与代谢改变

一、呼吸系统

（一）代偿反应

1. 现象　呼吸加深、加快。

2. 机制　$PaO_2\downarrow$（$<60mmHg$）→颈、主A体化学感受器（＋）→呼吸深快→肺通气量及血流量↑→氧摄取及运输↑→供氧↑

3. 代偿意义

（1）增加肺泡通气量和肺泡气 PO_2，进而增加 PaO_2；

（2）胸廓运动增强使胸腔负压增大，增加回心血量，增加心排血量和肺血流量，血液摄取和运输更多的氧。

4. 代偿特点

（1）肺通气改变程度与缺氧时间有关。

肺通气量改变		机制	
		外周化学感受器	呼吸中枢
急性缺氧	增加较少	＋	－
2~3 日后	明显增加	＋	＋
慢性缺氧	回降	－	

（2）肺通气改变是低张性缺氧的主要代偿反应。

（二）呼吸功能障碍

1. 高原肺水肿

急性缺 O_2 { 外周血管收缩→回心血量↑　肺血管收缩→血流阻力↑ } 肺 A 高压→肺水肿→肺换气功能↓

PaO_2 过低→抑制呼吸中枢 ─────

2. 中枢性呼吸衰竭 $PaO_2 < 30mmHg$ →抑制呼吸中枢→中枢性呼吸衰竭

二、循环系统

1. 代偿反应

（1）心排血量增加 ①心率；②收缩力；③回心血↑。

（2）血液重分布→保证心脑血供

①交感神经兴奋；

②局部代谢产物；

③心脑血管 K_{Ca} 和 K_{ATP} 开放。

（3）肺血管收缩→调整 V/Q。

$$
\begin{array}{ll}
& 交感神经（+）\rightarrow \alpha\,受体 \\
& 体液因子释放\uparrow（Ang\ II、ET、 \\
缺\ 氧 & TXA_2/NO、PGI_2\,组胺，LTs） \\
& 肺血管收缩抑制\,Kv \rightarrow VSMC\,去极化 \\
& 激活钙通道\,Ca^{2+}\,内流\uparrow
\end{array}
$$

（4）毛细血管增生 长期缺 O_2→毛细血管增生→增加对细胞的供氧。

2. 损伤性变化（循环功能障碍）

（1）肺动脉高压→右心衰；

（2）肺血管收缩、硬化，RBC ↑，血黏度↑；

（3）心肌舒张收缩功能障碍；

（4）心律失常；

（5）静脉回流减少。

三、血液系统

1. 代偿反应

（1）RBC 和 Hb 增加 (EPO ↑) 机制：Hypoxia → HIF-1 ↑→ EPO ↑→骨髓造血↑→ RBC ↑。

（2）氧离曲线右移（RBC 释放氧能力增强） 机制：2, 3-DPG

增加。

2. 损伤性变化

（1）RBC 过多。

（2）血液黏稠→阻力加大。

（3）2,3- DPG 过多。

（4）Hb 结合氧减少→组织供氧严重不足。

四、中枢神经系统

1. 现象 出现 CNS 功能障碍。

$$2.\ 机制 \begin{cases} ATP \downarrow 、pH \downarrow \to CNS\ 功能障碍 \\ 缺\ O_2 \begin{cases} pH \downarrow \to 脑微血管通透性 \uparrow \to 脑水肿， \\ 颅压 \uparrow \to 压迫症状 \to 加重脑缺血 \end{cases} \\ 脑血管扩张 \to 血流量 \end{cases}$$

五、组织细胞变化

1. 代偿性反应

（1）利用氧的能力升高　慢性缺 O_2 →线粒体数目↑，膜面积↑，呼吸链中酶活性↑→利用 O_2 能力↑。

（2）无氧酵解增加　缺 O_2 → ATP ↓ → ATP/ADP ↓ →磷酸果糖激酶活性↑→酵解↑→补充 ATP。

（3）肌红蛋白增加　缺 O_2 →肌红蛋白↑→储存 O_2 能力↑。

（4）低代谢状态。

2. 细胞损伤

（1）细胞膜的变化（损伤）。

（2）线粒体的变化（ATP 减少）。

（3）溶酶体的变化（组织自溶）。

第四节　缺氧治疗的病理生理基础

1. 去除病因
2. 氧疗
3. 防止氧中毒

第八章　发热

第一节　概述

一、正常体温调节

（一）温度感受器

（1）部位　皮肤、黏膜、腹腔内脏、脊髓、延髓、脑干网状结构、下丘脑。

（2）方式　温度改变→温度感受器（+）→转变成相应形式和频率的动作电位→传入中枢整合器。

（二）体温调节中枢

1.部位

（1）高级中枢 $\left\{\begin{array}{l}\text{正调中枢：视前区下丘脑前部}\\（POAH）。\\\text{负调中枢：腹中膈（VSA）、中杏仁}\\\text{核（MAN）。}\end{array}\right.$

（2）次级中枢　延髓、脑桥、中脑、脊髓。

2.作用方式　温度偏离体温调定点（set point，SP）通过释放递质启动效应器。

（三）效应器

由散热器官和产热器官组成。

1.散热方式

（1）传导　机体的热量直接传给同它接触的较冷物体的一种散热方式。

（2）对流　通过气体和液体来交换热量的一种散热方式。

（3）辐射　体热以热射线的形式传给外界较冷物体的一种散热方式。

（4）**蒸发** 分不感蒸发和发汗两种，指热量随水分从皮肤等处丢失。

（5）传导、对流和辐射等方式所散失的热量的多少，取决于皮肤和环境之间的温度差，而皮肤温度则为皮肤血流量所控制。

（6）发汗是气温高于皮肤温度时机体有效的散热途径。机体通过调节皮肤血流量和发汗活动来调节散热。

2. 产热方式 代谢性产热。

体温改变→温度感受器（＋）→下丘脑体温调定点识别→整合器（＋），释放递质→效应器产热或散热变化→体温恢复正常。

二、 发热的概念

1. 定义 在致热原作用下，体温调节中枢的调定点上移而引起的调节性体温升高，当体温上升超过正常值的 0.5℃时，称为发热。

2. 强调

（1）发热是由致热原引起的。

（2）其本质是中枢体温调定点（Tset）上移而引起的体温升高。

（3）体温的升高，是与 Tset 改变相适应而出现的调节性体温升高。

（4）体温上升超过正常值的 0.5℃才能算发热（即有个量的概念）。

3. 类型与特点

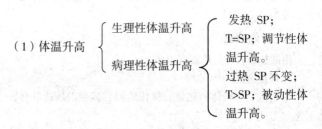

（2）**生理情况** 剧烈运动、月经前期、心理性应激等。

第二节　发热的病因和发病机制

一、发热激活物

（一）概念

能激活产内生致热原细胞，产生和释放内生致热原的物质称为发热激活物（fever activators）。

（二）外致热原

1. 概念　来自体外致热物质称为外致热原（exogenous pyrogen），主要是病原微生物及其毒素。

2. 细菌与毒素

（1）革兰阴性细菌与内毒素　大肠埃希菌、伤寒杆菌、痢疾杆菌、内毒素（ET）。

（2）革兰阳性细菌与外毒素　肺炎双球菌、葡萄球菌、链球菌、代谢产物外毒素（exotoxin）。

（3）分枝杆菌　结核杆菌。全菌体、细胞壁中所含的肽聚糖。多糖和蛋白质都具有致热作用。

3. 病毒

（1）种类　流感病毒、SARS病毒、麻疹病毒、柯萨奇病毒等。

（2）机制　病毒是以全病毒体和它所含的血细胞凝集素致热。

（3）病毒致热的特征：高热，持续。

4. 真菌　白色念珠菌感染引起的鹅口疮、肺炎、脑炎；新型隐球菌引起的脑炎。

5. 螺旋体　钩端螺旋体、回归热螺旋体、梅毒螺旋体。

6. 疟原虫　裂殖子和代谢产物（疟色素等）释放入血，引起高热。

（三）体内产物

（1）抗原 - 抗体复合物。

（2）类固醇（steroid） 睾酮的中间代谢产物"苯胆烷醇酮"是一典型发热激活物。

（3）致炎物质，不仅造成炎症反应，还可激活产 EP 细胞，引起发热。

二、内生致热原

（一）概念

细胞在发热激活物作用下，产生和释放的能引起体温升高的物质称内生致热原（endogenous pyrogen，EP）。

（二）种类

1. 白细胞介素 –1

（1）白细胞介素 –1（IL-1） 生成部位：单核 – 巨噬细胞、内皮细胞、星状细胞、肿瘤细胞。

（2）致热特点 引起双峰热。

2. 肿瘤坏死因子

（1）肿瘤坏死因子（TNF）生成部位：巨噬细胞、淋巴细胞，本质是蛋白质。

（2）致热特点

①小剂量：单峰热（1h 内达峰值）；

②大剂量：双峰热（第一峰 1h 内，直接作用于体温调节中枢；第二峰注射后 3~4h，通过 IL-1 产生而致热）。

3. 干扰素

（1）概念 是一种蛋白质，有多种亚型，与发热有关的是 IFNa 和 IFNg。

（2）生成部位 白细胞。

（3）致热特点 引起剂量依赖性单峰热，反复注射产生耐受性。

4. 白细胞介素 –6

（1）概念 是一种蛋白质，其致热作用弱于 IL-1,TNF。

（2）生成部位 单核细胞、成纤维细胞、淋巴细胞。

（三）产生和释放

1. 产内生致热原细胞激活

以内毒素为例 LPS 激活产 EP 细胞有两个主要途径：

$$LPS+LBP \rightarrow 复合物 \begin{cases} ① \ sCD14 \rightarrow LPS\text{-}sCD14 \rightarrow 细胞受体 \\ \rightarrow 活化上皮、内皮 \\ ②结合 \ mCD14 \rightarrow 三重复合物 \rightarrow 活化 \\ 单核、巨噬细胞 \end{cases}$$

2. 内生致热原的产生释放

产 EP 细胞被激活后，通过一系列细胞内信号转导途径合成 EP，并立即释放入血。

三、发热时体温调节机制

（一）致热信号传入中枢的途径

1. 内生致热原通过血–脑屏障转运入脑

直接作用于视前区–下丘脑前部（POAH），引起调定点改变。

2. 内生致热原通过终板血管器作用于体温调节中枢

（1）下丘脑终板血管器（OVLT）；

（2）血管外间隙中的巨噬细胞；

（3）巨噬细胞释放发热介质；

（4）发热介质弥散过血–脑屏障作用在 POAH 的神经元。

3. 内生致热原 EP 通过迷走神经向体温调节中枢传递发热信号

（二）发热中枢调节介质

1. 正调介质

即引起体温调定点上移的介质。

（1）前列腺素 E（PGE）；

（2）Na^+/Ca^{2+} 比值；

（3）环磷酸腺苷（cAMP） 是较肯定的中枢发热介质，而且是接近终末环节的介质。

（4）促肾上腺皮质激素释放激素 主要分布于室旁核和杏仁核。CRH 可能是一种双向调节介质。

（5）一氧化氮 分布于中枢神经系统。介导发热时的体温上升；棕色脂肪组织代谢产热增加；抑制发热时负调节介质的合成与释放。

2. 负调介质 即对抗体温升高或降低体温的物质。

（1）精氨酸加压素（AVP）

①分泌 AVP 增多，V_1 受体，通过神经网络到达 POAH 整合神经元，削弱由 EP 产生的升温反应；

② AVP 可能抑制产 EP 细胞，减少 EP 的生成和释放；

③ AVP 弥散到 OVLT 区，通过 AVP 的 V_2 受体，降低毛细血管对 EP 的通透性。

（2）黑素细胞刺激素（α-MSH） 迄今为止发现的效应最强的解热物。

（3）脂皮质蛋白-1（lipocortin-1）、膜联蛋白 A_1（annexinA$_1$）。

（三）发热时体温上升的调节方式

（1）发热激活物作用在产 EP 细胞，促使 EP 产生释放；

（2）EP 经血液循环到达 POAH/OVLT，引起中枢发热介质的释放，作用于响应神经元，使调定点上移；

（3）产热增加，散热减少，产热＞散热，使体温升高到与调定点相适应的水平；

（4）体温上升的同时，负调节中枢也被激活，产生负调介质，限制调定点上移和体温升高；

（5）正、负调节的作用结果决定体温上升程度。

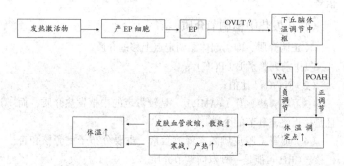

（四）发热的时相

1.体温上升期

（1）SP 上移，T＜SP（正常体温变成冷刺激）；

（2）（寒战，物质代谢增强，立毛肌收缩，出现鸡皮疙瘩）产热增多；

（3）（皮肤血管收缩，血流减少）散热减少，体温上升。

2.高温持续期（高峰期）

（1）T=SP，产热和散热在高水平达到平衡，体温在高水平波动；

（2）患者寒战停止，鸡皮疙瘩消失，但患者自觉酷热。

3.体温下降期（退热期）

（1）致热物质消失，使 SP 回到正常水平；

（2）由于血液温度高于 SP，T＞SP；

（3）体温中枢发出指令，使产热减少；

（4）使皮肤血管扩张，汗腺分泌增加，散热加强，体温下降。

第三节　发热时代谢与功能的改变

一、物质代谢改变

（1）分解代谢，营养物质消耗↑，体温↑；基础代谢率↑，营养物质的消耗也↑。

（2）蛋白质消耗↑，出现负氮平衡。

（3）长期发热患者，由于大量动用脂肪、糖原，患者往往消瘦。

二、生理功能改变

1.中枢神经系统　兴奋性增高。

（1）高热时出现烦躁、幻觉等。

（2）特别是小儿容易出现高热惊厥。

（3）多有头痛。

2.循环系统　心率↑。

（1）T 每升高 1℃，HR 增加 18 次 / 分。

（2）主要是高温刺激窦房结和交感神经所致。

（3）对心肌有潜在病灶者，HR 可诱发心衰。

3. 呼吸系统 呼吸加深加快。

主要由于血温↑→刺激呼吸中枢所致。

4. 消化系统 消化功能抑制。

（1）胃液分泌↓；

（2）胃肠蠕动减弱；

（3）食欲缺乏。

三、 防御功能改变

1. 抗感染能力的改变 通过抑制微生物的生长繁殖，加强动物免疫细胞功能。

2. 对肿瘤的影响

（1）抑制或杀灭肿瘤细胞。

（2）某些 EP 本身就具有杀灭肿瘤细胞的作用。

（3）肿瘤细胞对高热敏感，温度增高也可以杀灭肿瘤细胞。

3. 急性期反应 急性期反应是机体产生的防御反应之一。

4. 发热具有抗损伤和损伤两方面的作用

（1）需具体情况具体分析。

（2）高热（ > 40.5℃ ）持续时间过久，对机体不利。

第四节 发热防治的病理生理基础

（1）积极进行病因学治疗。

（2）对一般发热不急于解热（以查明病因，以免延误治疗）。

（3）有些情况（心血管病、肿瘤）应及时解热（高热，持续发热）。

（4）降温时防止骤降。

（5）合理安排饮食，保持水、电解质代谢平衡。

第九章　应激

第一节　概述

一、应激的概念与分类

（一）概念

应激是指机体受到内外环境因素及社会、心理因素刺激所出现的与刺激因素性质无关、表现大体相似的一组非特异性全身反应。

（二）分类

1. 生理性应激

（1）应激原不太强烈，且作用时间较短的应激（如体育竞赛、考试、饥饿等）；

（2）是机体适应轻度环境、社会、心理刺激的重要防御适应反应；

（3）有利于调动机体潜能又不致对机体产生严重影响。

2. 病理性应激

（1）应激原强烈且作用较久的应激（如休克、大面积烧伤等）；

（2）有一定的防御代偿意义；

（3）会引起机体的非特异损伤，甚至导致应激性疾病。

二、应激原的概念与分类

1. 概念　引起应激反应的刺激因素称为应激原（stressor）。

2. 分类

（1）外环境因素　高温、寒冷、强光、噪声、射线、低氧、病原微生物及化学毒物等。

（2）内环境因素　贫血、休克、酸碱平衡紊乱、器官功能衰竭等。

（3）心理、社会因素　工作紧张、人际关系不良、愤怒、焦虑、恐惧、大喜大悲等。

3. 性质

（1）一种因素必须达到一定的强度才能成为应激原；

（2）因遗传素质、个性特点、神经类型及既往经验不同，不同个体对同样的应激原的敏感性与耐受性可有明显不同。

4. 根据应激原的性质分类

（1）躯体应激（physical stress）。

（2）心理应激（psychological stress）。

5. 心理应激分类

（1）良性应激（eustress）　适当的应激，可动员机体的身心，以有效地去应付各种困难局面，称为良性应激。

（2）劣性应激（distress）　过强或持续时间过长的心理应激对机体有害，引起病理改变，称为劣性应激。

第二节　应激时的躯体反应

一、应激时的神经内分泌反应

（一）蓝斑 – 交感 – 肾上腺髓质系统

1. 参与调控　对应激的急性反应，介导一系列代偿机制克服应激原对机体的威胁或对内环境的干扰。

2. 中枢效应　与应激时的兴奋、警觉有关，可引起紧张、焦虑等情绪反应。

3. 外周效应

（1）血浆儿茶酚胺水平明显升高；

（2）调整外周血管，可使组织供血更为充分、合理；

（3）扩张支气管，增加肺泡通气量；

（4）抑制胰岛素分泌，刺激胰高血糖素分泌可升高血糖，增加对组织的能源供应；

（5）促使机体紧急动员，有利于应付变化的环境；

（6）过度兴奋使能量消耗和组织分解明显增强；

（7）过度兴奋后果导致血管痉挛、某些部位组织缺血、致死性的心律失常。

（二）下丘脑－垂体－肾上腺皮质系统

1. 参与调控 系统兴奋释放促皮质素释放激素（CRH），通过 ACTH 调控 GC 的合成和分泌，是应激时最核心的神经内分泌反应。

2. 中枢效应 CRH 分泌增多导致抑郁、焦虑及厌食等情绪行为改变。

3. 外周效应

（1）主要由 GC 引起；

（2）促进蛋白质分解及糖原异生，补充肝糖原储备；

（3）保证儿茶酚胺及胰高血糖素的脂肪动员作用；

（4）维持循环系统对儿茶酚胺的反应性；

（5）稳定细胞膜及溶酶体膜；

（6）抗炎；

（7）不利影响 免疫反应受抑；生长发育迟缓；性功能减退；甲状腺受抑；行为改变，抑郁、自杀倾向等。

（三）其他激素

1. 水平通常升高的 β 内啡肽、ADH、醛固酮、胰高血糖素、催乳素等；

2. 水平降低的 胰岛素、促甲状腺素释放激素（TRH）、促甲状腺激素（TSH）、三碘甲状腺氨酸（T_3）、甲状腺素（T_4）、促性腺素释放激素（GnRH）、黄体生成素（LH）、卵泡刺激素（FSH）。

3. 生长激素（GH） 急性应激时分泌增多，慢性应激时分泌减少。

二、应激的细胞体液反应

（一）热休克蛋白

1. 概念　细胞在应激原，特别是环境高温诱导下重新生成或生成增加的一组蛋白质称为热休克蛋白（heat-shock protein，HSP）。

2. 特点

（1）诱导的非特异性；

（2）存在的广泛性；

（3）进化的保守性。

3. 种类

（1）诱导性 HSP70；

（2）结构性 HSP70。

4. 基本功能　作为分子伴侣（molecular chaperone）维持细胞蛋白质自稳。

5. 作用

（1）提高细胞的耐热能力；

（2）提高细胞对缺血、缺氧的耐受性。

（二）急性期反应蛋白

1. 概念　应激时，血浆中某些蛋白质浓度迅速增高，这种反应称为急性期反应，这些蛋白质被称为急性期反应蛋白（acute phase protein，AP）。

2. 分类

（1）急性期反应蛋白；

（2）负急性期反应蛋白。

3. 主要来源　肝细胞。

4. 生物学功能　快速启动的机体防御机制。

（1）抑制蛋白酶；

（2）清除异物和坏死组织；

（3）抗感染；

（4）结合、运输。

三、应激时机体的功能代谢变化

1.代谢变化

（1）特点　分解增强，合成减少，代谢率升高。

（2）糖代谢　糖原分解及糖异生增强，出现应激性高血糖和应激性糖尿。

（3）脂代谢　脂分解增强，脂肪氧化成为主要能源。

（4）蛋白质　分解代谢增强，可出现负氮平衡。

（5）意义　为机体应付"紧急情况"提供足够的能源，但持续的应激状态可使机体消耗大量能源物质。

2.CNS

去甲肾上腺素↑	适度	紧张，专注程度升高
	过度	焦虑、害怕、愤怒
HPA 兴奋	适度	维持良好的认知、学习能力和良好的情绪
	过度或不足	抑郁、厌食、自杀倾向

3.免疫系统

急性应激	外周吞噬细胞、补体、C 反应蛋白增强免疫功能
慢性应激	GC 和儿茶酚胺抑制免疫功能，诱发自身免疫病

4.心血管系统

（1）心血管防御反应，心律失常，心肌缺血坏死。

（2）机制　交感 – 肾上腺髓质系统兴奋。

5.消化系统　应激性溃疡。

6.血液系统　血细胞↑；贫血。

7.泌尿系统　急性肾衰竭。

第三节　心理性应激

一、心理性应激时的情绪和行为改变

创伤后应激障碍（PTSD）是指个体经历、目睹或遭遇到一个或多个涉及自身或他人的实际死亡，或受到死亡的威胁，或严重的受伤，或躯体完整性受到威胁后，所导致的个体延迟出现和持续存在的精神障碍。

二、心理性应激对认知的影响

脑是应激反应的调控中心，反应应激可引起海马结构和功能异常，导致认知能力下降。

三、心理性应激对功能代谢的影响及其与疾病的关系

长时期的心理性应激可影响机体代谢和器官功能性可导致内分泌、免疫功能和其他脏器的功能紊乱。

四、影响心理性应激发生的因素

影响因素包括性格类型、经历和经验以及应激原是否具有可预期性和可控制性。

第四节　应激时机体功能代谢的变化及与疾病的关系

一、概念

1. **应激性疾病**　应激引起主要致病作用的疾病。
2. **应激相关疾病**　应激在其发生、发展中是一个重要的原

因或诱因的疾病。

二、全身适应综合征

1. **概念** 非特异的应激反应所导致的机体损害和疾病称为全身适应综合征（general adaptation syndrome，GAS）

2. **分期**

（1）警觉期 特点：①防御动员；②交感－肾上腺髓质系统兴奋为主。

（2）抵抗期 特点：①对特定应激原的抵抗增强；②肾上腺皮质激素增多为主。

（3）衰竭期 特点：①出现病理性应激表现；②GC 受体数量和亲和力均下降。

三、应激性溃疡

1. **概念** 由应激引起的消化道溃疡称为应激性溃疡（stress ulcer）。

2. **病变特点** ①急性溃疡；②多发，浅表；③愈合快。

3. **发生机制**

（1）基本条件 胃黏膜缺血。

（2）必要条件 H^+ 向黏膜内反向弥散。

四、应激与心血管疾病——原发性高血压

1. **应激诱发原发性高血压**

2. **诱发机制**

（1）交感－肾上腺髓质系统兴奋；

（2）GC 持续增高，引起代谢改变；

（3）遗传易感性的激活 。

第十章
细胞信号转导异常与疾病

第一节 细胞信号转导系统概述

一、细胞信号转导的基本过程和机制

（一）细胞信号转导系统的定义

由受体或能接受信号的其他成分（如离子通道和细胞黏附分子）以及细胞内的信号转导通路组成。

（二）信号的接受和转导

1. **典型转导过程** 由受体接受化学或物理信号、细胞之间和细胞与细胞外基质间直接接触所产生的刺激，并激活细胞内的信号转导通路。

2. **受体分类** 膜受体（大多数）和核受体。

3. **膜受体**

（1）G 蛋白偶联受体（GPCR）家族。

（2）酪氨酸蛋白激酶型受体或受体酪氨酸激酶（RTK）家族。

（3）细胞因子受体超家族。

（4）丝/苏氨酸蛋白激酶（PSTK）型受体家族。

（5）死亡受体家族（如 TNFR，Fas 等）。

（6）离子通道型受体。

（7）黏附分子（如钙黏素，整合素）。

4. **信号转导蛋白形式** 活性与非活性。

5. **控制信号转导蛋白活性的方式**

（1）通过配体调节；

（2）通过 G 蛋白调节；

（3）通过可逆磷酸化调节。

（三）信号对靶蛋白的调节

1. 最重要方式 可逆性的磷酸化调节。

2. 调节方式 信号转导通路中激活的蛋白激酶（如 PKA、PKC、MAPK 家族成员等）或磷酸酶。

（四）膜受体介导的信号转导通路举例（G 蛋白偶联受体）

1. 刺激型 G 蛋白（G_s）

（1）机制 激活腺苷酸环化酶（AC），并引发 cAMP、PKA 通路。

（2）功能 促进心肌钙转运，提高心肌收缩力；增加糖原分解；激活靶基因转录。

2. 抑制型 G 蛋白（G_i） 机制：抑制 AC 活性，导致 cAMP 水平降低，导致与 G_s 相反的效应。

3. Gq 蛋白

（1）机制 激活磷脂酶 C（PLCp），产生双信使 DAG 和 IP3。

（2）功能

① DAG 可激活蛋白激酶 C（PKC） 促进基因表达和细胞增殖，造成细胞外 Ca^{2+} 内。

② IP3 增加平滑肌和心肌的收缩力。

4. G 蛋白其他磷脂酶途径

5. 激活 MAPK 家族成员的信号通路 功能：调节基因表达，促进细胞的增殖、分化以及对细胞应激的反应。

6. PI-3K-PKB 通路 功能：在胰岛素调节糖代谢，促进细胞存活和抗凋亡，调节细胞的变形和运动。

7. 离子通道

8. 相互作用 不同膜受体激活的信号转导通路之间以及膜受体和作为转录因子的核受体信号通路间具有相互联系的作用，形成了复杂的信号转导网络。

二、细胞信号转导系统的调节

1. 受体数量的调节方式 内化、内吞、异源性调节。

2. 受体亲和力的调节 受体磷酸化、脱磷酸化。

3. 功能 当体内某种激素、配体剧烈变化时，受体的改变可缓冲激素、配体的变动，以减少有可能导致的代谢紊乱和对细胞的损害。

4. 脱敏或超敏 过度或长时间的调节可导致受体数量、亲和力或受体后信号转导过程长时间的变化，使细胞对特定配体的反应性减弱或增强，称为脱敏或超敏。

5. 影响因素 机体对药物的敏感性有关。

第二节 细胞信号转导异常的原因和机制

一、细胞信号转导异常

1. 生物学因素 同源受体转导相似等。

2. 理化因素

3. 遗传因素 染色体异常和编码信号转导蛋白的基因突变。

（1）信号转导蛋白数量改变

（2）信号转导蛋白功能改变 失活性突变、功能获得性突变。

4. 免疫学因素

（1）受体抗体的产生。

（2）抗受体抗体的类型

①刺激型抗体 可模拟信号分子或配体的作用，激活特定的信号转导通路，使靶细胞功能亢进。

②阻断型抗体 该抗体与受体结合后，可阻断受体与配体的结合，从而阻断受体介导的信号转导通路和效应，导致靶细胞功能低下。

5. 内环境因素

（1）原理 机体在缺血、缺氧、炎症、创伤等内环境紊乱时可出现神经内分泌的改变，并通过相应的信号转导通路导致细胞功能代谢的变化，以维持内环境的稳定。

（2）严重 内环境紊乱可造成神经内分泌系统过度激活，使机体功能和代谢的紊乱。

（3）作用 这种信号转导异常并不是疾病发生的直接原因，但能促进疾病的发生发展。

二、信号转导异常的发生环节

①配体；②受体；③受体后信号通路。

第三节 细胞信号转导异常与疾病

一、受体、信号转导障碍与疾病

（一）雄激素受体缺陷与雄激素抵抗征

1. **受体功能** 作为配体依赖性的转录调节因子，AR 与雄激素结合后，在核内与靶基因中的特定 DNA 序列，雄激素反应元件结合，通过调节基因表达产生生物效应。

2. **异常障碍** AR 的减少和失活性突变可致雄激素不敏感综合征（AIS）。

3. AIS 分类

（1）男性假两性畸形；

（2）特发性无精症和少精症；

（3）延髓脊髓性肌萎缩。

（二）胰岛素受体与胰岛素抵抗性糖尿病

1. 分类

（1）Leprechaunism 综合征；

（2）Rabson–Mendenhall 综合征；

（3）A 型胰岛素抵抗症。

2. 机制

（1）受体合成障碍；

（2）受体往细胞膜运输受阻；

（3）受体与胰岛素亲和力下降；

（4）PTK 活性降低及受体降解加快等；

（5）使得靶细胞对胰岛素反应丧失。

二、受体、信号转导过度激活与疾病

GH 分泌增多可刺激骨骼过度生长，成人可引起肢端肥大症，儿童可引起巨人症。

三、多个环节的信号转导异常与疾病

（一）肿瘤

1. 早期

（1）与增殖、分化、凋亡有关的基因发生改变；

（2）造成调控细胞生长、分化和凋亡信号转导异常；

（3）使细胞出现高增殖、低分化、凋亡减弱等特征。

2. 晚期
控制细胞黏附和运动性的基因发生变化，使肿瘤细胞获得了转移性。

3. 促细胞增殖的信号转导过强

（1）生长因子产生增多。

（2）受体的改变　某些生长因子受体表达异常增多；突变使受体组成型激活。

（3）细胞内信号转导蛋白的改变。

4. 抑制细胞增殖的信号转导过弱

（二）高血压心肌肥厚

1. 涉及
多种促心肌肥厚的信号。

2. 牵拉刺激

（1）直接导致信号转导和基因表达的改变，造成心肌细胞增殖。

（2）促进全身或局部分泌血管活性物质、生长因子和细胞因子等。

3. 激素信号

（1）包括儿茶酚胺、血管紧张素 II（Arg II）、内皮素（ET）-1。

（2）机制　能通过 GPCR，发挥很强的促进心肌细胞增殖的作用。

4.局部体液因子

（1）包括　心肌组织中生长因子和细胞因子，如 TGFp、FGF 等合成分泌增多。

（2）激活

① PLC-PKC 通路；MAPK 家族的信号通路；

②使细胞内 Na^+、Ca^{2+} 等阳离子浓度增高；

③心肌细胞中 PI3 K 通路和 JAK-STAT 通路。

（3）信号转导通路可导致基因表达的改变，诱导心肌细胞 RNA 和蛋白质的合成，最终导致细胞的增生肥大。

（三）炎症

1. 导致炎细胞激活和放大的信号转导通路

（1）炎症启动的特征　参与炎症反应的细胞被激活。

（2）炎症反应细胞　单核－巨噬细胞、中性粒细胞、嗜酸性粒细胞、血小板、内皮细胞。

（3）激活物　病原体及其产物、免疫复合物、补体以及创伤和坏死组织的产物等。

（4）信号转导途径

① LPS 受体介导的激活炎细胞的信号转导；

② TNF 受体和 IL-1 受体介导的炎细胞的信号转导。

2. 参与炎症反应的黏附分子及其信号转导通路

（1）激活的白细胞　黏附分子整合素 p1（VLA-4）和 p2（Mac-1，LFA-1）亚族以及 L- 选择素。

（2）激活的血管内皮细胞依次表达整合素配体的黏附分子 VCAM-1、ICAM-1 和 E- 选择素。

（3）白细胞向炎症部位的浸润经历。

①在血管内滚动；

②与血管内皮细胞牢固黏附；

③与内皮下基底膜作用并释放弹性蛋白酶和胶原酶，破坏血管基底膜；

④穿出血管进入炎症灶等一系列过程。

3. 细胞信号转导与炎症的调控

（1）抗炎因子的作用　炎细胞生成具有抗炎作用的因子，如 IL-4、IL-10 等。

（2）受体水平的抑制物　TNFα，IL-1 和 IL-6。

（3）糖皮质激素的抗炎作用 GC 具有强大的抗炎作用。

（四）其他疾病

已知与信号转导异常有关的疾病还有糖尿病、哮喘、高血压、免疫性疾病等。

第十一章
细胞增殖和细胞凋亡异常与疾病

第一节　细胞增殖异常与疾病

一、细胞周期与调控

（一）细胞周期的概念、分期和特点

1. **概念**　细胞周期是指增殖细胞从一次分裂结束到下一次分裂结束所经历的时期和顺序变化。

2. **分期**　G_0 期（DNA 合成前期）、S 期（DNA 合成期）、G_2 期（DNA 合成后期）、M 期（有丝分裂期）。

3. **G_0 期细胞**　可暂时脱离细胞周期，不进行增殖，需要适当刺激方可重新进入细胞周期。

4. **条件性更新**　G_0 期细胞在遭遇损伤或应激等刺激后可返回细胞周期，进行细胞增殖。

5. **终端分化细胞**　有些细胞如神经细胞、心肌细胞等永远脱离细胞周期丧失分裂能力。

6. **细胞周期的特点**　单向性、阶段性、检查点、细胞微环境影响。

（二）细胞周期的调控

1. **细胞周期自身调控**

（1）细胞周期的运行

①由周期素（cyclin）和周期素依赖性激酶（CDK）的结合和解聚驱动；

②通过细胞的周期素随细胞周期不同时相进行合成和降解；

③通过 CDK 有序地磷酸化和去磷酸化来调节；

④也可由 CDK 抑制因子时相性变化等来实现。

（2）相关物质

①周期素作为调节亚基，激活相应的 CDK 和加强 CDK 对特定底物的作用；

②周期素依赖性激酶（CDK）活化后促进；

③周期素依赖性激酶抑制性因子（CDI）抑制，包括 InK4 和 Kip；

④泛素依赖的蛋白溶解系统 促进（水解抑制因子）；

⑤抑癌基因产物 P53、pRb 蛋白 P53（抑制）、pRb（低磷酸化抑制）。

（3）细胞周期检查点

① DNA 损伤检查点；

② DNA 复制检查点；

③纺锤体组装检查点。

2. 细胞外信号对细胞周期的调控

（1）影响因素 细胞外环境细胞因子、激素、基质、营养。

（2）效果 增殖、抑制。

二、细胞周期调控异常与疾病

（一）基本概念

1. 细胞周期调控异常的结果 细胞增殖过度或不足。

2. 表现

（1）细胞周期的驱动力改变；

（2）检查机制障碍。

3. 增殖过度的疾病

（1）肿瘤；

（2）肝肺肾纤维化；

（3）前列腺肥大。

4. 增殖缺陷的疾病

（1）再生障碍性贫血；

（2）基因缺陷无汗腺症；

（3）胚胎发育障碍先天畸形。

（二）细胞周期调控异常与肿瘤

1.肿瘤发生

（1）原因　抑癌基因的失活、癌基因的不正常激活、DNA转录表达失控、DNA损伤。

（2）生物学特征　恶性增殖，主要是细胞内CDK活性增高所致。

2.细胞周期蛋白的异常过量表达

（1）基因扩增；

（2）染色体倒位；

（3）染色体易位。

3.CDK的增多

4.CDI表达不足和突变　InK4失活/Kip含量减少。

5.检查点功能障碍　P53丢失或突变（G_0期）。

（三）细胞周期调控异常与其他疾病

1.家族性红细胞增多症

（1）EPO受体基因突变短缺；

（2）磷酸酶识别的磷酸化残基缺失；

（3）磷酸酶不能结合发挥抑制作用；

（4）受刺激后持续传递增殖信号，导致大量的红细胞的增生。

2.遗传性B细胞免疫缺陷病

3.白癜风

第二节　细胞凋亡异常与疾病

一、细胞凋亡的概念

由体内、外因素触发细胞内预存的死亡程序而导致的细胞死亡过程称为细胞凋亡（apoptosis），形态学概念；程序性细胞死亡（PCD），功能性概念。

二、细胞凋亡的意义

（1）确保正常生长发育；

（2）维持内环境稳定；

（3）发挥积极的防御功能。

三、 细胞凋亡的病理效应——凋亡失调

（1）凋亡不足　肿瘤、自身免疫性疾病。

（2）凋亡过度　心肌缺血、再灌注损伤。

（3）凋亡不足与过度并存　动脉粥样硬化。

第三节　细胞凋亡的过程与调控

一、细胞凋亡时细胞的形态和生化变化特点

1. **凋亡小体**　细胞发生凋亡时，因细胞膜皱缩内陷，分割包裹胞浆所形成的泡状小体。

2. **生化改变**

（1）DNA 片段化　内切核酸酶在核小体连接区切开 D，成 180~200bp 或其整倍数的片段。

（2）蛋白酶的激活　半胱天冬肽酶。

（3）线粒体损伤　线粒体膜通透性转换孔（MPTP）的开放。

坏死与细胞凋亡的区别

	坏死	细胞凋亡
性质	病理性，非特异性	生理性或病理性
诱导因素	强烈刺激，随机发生	弱刺激，非随机发生
生化特点	被动，无新蛋白合成，不耗能	主动，有新蛋白合成，耗能
形态变化	细胞结构全面溶解，破坏，细胞肿胀	膜相对完整，细胞皱缩，核固缩

	坏死	细胞凋亡
DNA 电泳	弥散性降解，电泳呈均一 DNA 片状	DNA 片段化(180~200bp)，电泳呈"梯"状条带
炎症反应	溶酶体破裂，局部炎症反应	溶酶体相对完整，局部无炎症反应
凋亡小体	无	有
基因调控	无	有

二、细胞凋亡的基本过程

（1）凋亡信号转导；

（2）凋亡基因激活；

（3）细胞凋亡的执行；

（4）凋亡细胞的清除。

三、 细胞凋亡的调控

（一）细胞凋亡相关因素

1.诱导性因素

（1）激素和生长因子失衡；

（2）理化因素；

（3）免疫性因素；

（4）微生物学因素。

2.抑制性因素

（1）细胞因子；

（2）激素；

（3）其他 某些二价阳离子等。

（二）细胞凋亡信号的转导

1.特点 多样性、偶联性、同一性、多途性。

2.细胞凋亡信号转导系统

（1）胞内钙离子信号系统；

（2）cAMP/PKA 信号系统；

（3）Fas 蛋白 /Fas 配体信号系统；

（4）神经酰胺信号系统；

（5）二酰甘油 / 蛋白激酶 C 信号系统；

（6）酪氨酸蛋白激酶 C 信号系统。

（7）死亡受体　位于细胞膜，能与相应配体特异性结合并通过一系列基因调控启动细胞凋亡程序，最终导致细胞死亡的受体。研究较多的有 Fas（CD95，APO-1），TNFR， DR3， DR4 和 DR5 等。

（8）Fas　是一种跨膜蛋白，与 TNF 受体和 NGF 受体高度同源，促进细胞凋亡。

四、细胞凋亡相关基因

（一）分类

（1）抑制凋亡基因 bcl-2。

（2）促进凋亡基因 fas、bax、野生型 P53。

（3）双向调控基因 c-myc、bcl-x。

（二）注意

（1）Apoptosis Gene ≠ 抑癌基因。

（2）Antiapoptosis Gene 可能是癌基因。

（三）Bcl-2 家族

1. 抑制凋亡的 bcl-2 的亚族　bcl-2、bcl-xl、bcl-w 等。

2. 促进凋亡的 bax 的亚族　bax、bak、bad、bik、bcl-xs 等。

3. Bcl-2 抗凋亡作用及可能机制

（1）抗氧化作用；

（2）抑制线粒体释放促凋亡的蛋白质；

（3）抑制促凋亡调节蛋白 Bax、Bak 的细胞毒作用；

（4）抑制 Caspases 的激活；

（5）维持细胞钙稳态（高浓度可抑制正在发生凋亡的细胞内质网中 Ca^{2+} 的释放）。

（四）*c-myc*

1. **概念** 是与细胞生长调节有关的原癌基因。

2. **作用** 对细胞凋亡和增殖具有双向调节作用，增生或凋亡，取决于细胞接受的外来信号。

3. **倾向** *c-myc* 基因表达失调，有利于凋亡形成。

4. **机制** *c-myc* 基因与 Max 蛋白形成二聚体，作为转录调节因子。

（1）激活介导细胞增殖的基因；

（2）激活那些诱导凋亡的基因。

5. **活化的 *bcl-2* 基因与 *c-myc* 基因有协同作用** 抑制淋巴组织的细胞凋亡。

（五）*P53*

1. **概念** 一种抑癌基因，P53 蛋白是一个转录调节因子。

2. **分类** 野生型 *P53* 基因诱导凋亡；突变型 *P53* 基因抑制凋亡。

3. **野生型 *P53***

（1）"分子警察" 当细胞 DNA 受损后，表达增强，使细胞停滞于 G_1 期，在复制前修复损伤的 DNA。

（2）诱发细胞凋亡 细胞 DNA 损伤严重时，表达增强，持续增高，诱发细胞凋亡。

4. **突变型 *P53***

（1）*P53* 突变，"分子警察的"监视作用消失，发生肿瘤，抑制凋亡；

（2）作用方式与由 *c-myc* 介导的 *bcl-2* 抑制凋亡作用方式相似；

（3）*bcl-2* 可抑制野生型 *P53* 的促凋亡作用。

三、细胞凋亡与疾病

（一）细胞凋亡与肿瘤

1. **细胞凋亡与肿瘤发生——细胞凋亡不足**

（1）细胞凋亡对细胞的选择学说；

（2）细胞脆性增大学说。

2. 细胞凋亡与肿瘤发展——细胞增殖和细胞凋亡的比例失调

（1）增殖过度＋细胞凋亡减弱；

（2）增殖不强＋细胞凋亡减弱；

（3）增殖凋亡都增强，细胞凋亡＜增殖。

3. 细胞凋亡与肿瘤转移——细胞凋亡不足

转移性肿瘤细胞对生存微环境的依赖性降低

4. 细胞凋亡与肿瘤治疗——诱导肿瘤细胞凋亡

（二）细胞凋亡与心血管疾病

（1）心肌梗死；

（2）充血性心衰；

（3）动脉粥样硬化。

四、细胞凋亡在疾病防治中的意义

（1）合理利用细胞凋亡相关因素。

（2）干预凋亡信号转导。

（3）调节凋亡相关基因。

（4）控制凋亡相关的酶学机制。

（5）防止线粒体跨膜电位的下降。

第十二章
缺血－再灌注损伤

第一节　缺血－再灌注损伤的原因及条件

一、常见原因

（1）组织器官缺血后恢复血液供应。

（2）某些新的医疗技术的应用。

（3）体外循环条件下的心脏手术，心、肺、脑复苏。

二、常见条件

（1）缺血时间。

（2）缺血程度 。

（3）再灌注条件。

第二节　缺血－再灌注损伤的发生机制

一、自由基的作用

（一）概念与分类

1.概念

（1）外层轨道上含有单个不配对电子的原子、原子团和分子的总称。

（2）特点　寿命短、活跃。

2. 分类

（1）氧自由基（oxygen free radical，OFR）

①概念 由氧诱发的自由基。

②种类 超氧阴离子、羟自由基。

（2）脂性自由基

①概念 OFR 与不饱和脂肪酸作用后生成的中间产物。

②种类 脂自由基、脂氧自由基、脂过氧自由基。

（3）其他 一氧化氮（NO）。

（二）氧自由基的生成与清除

1. OFR 的生成

2. OFR 的清除

（1）低分子清除剂。

（2）酶性清除剂 过氧化氢酶、过氧化物酶（peroxidase）、超氧化物歧化酶（SOD）。

（三）I/R 时 OFR 增多的机制

（1）黄嘌呤氧化酶形成↑；

（2）中性粒细胞的作用；

（3）线粒体的作用。

（四）OFR 的损伤作用

1. 生物膜脂质过氧化

（1）破坏膜的正常结构及功能（通透性↑、钠泵及钙泵失灵→ Ca^{2+} 超载）；

（2）促进 OFR 及其他活性物质生成；

（3）减少 ATP 生成。

2. 蛋白质功能抑制

3. 破坏核酸及染色体

二、钙超载

（一）概念

1. 定义 细胞内钙异常增多并导致细胞结构损伤和功能代

谢障碍的现象。

2. 钙泵

（1）钙＋钙调素 → 钙泵激活 → 分解 ATP → 钙出细胞，进肌浆网。

（2）"耗能"。

3. 细胞膜钠－钙交换

（1）交换机制　顺着某些离子的浓度梯度弥散。

（2）影响因素　跨膜钠浓度梯度（Na^+-K^+ 泵）"间接耗能"/ 细胞内的氢浓度。

4. 钙通道

（二）I/R 时钙超载的机制

1. Na^+-Ca^{2+} 交换异常

（1）细胞内高 Na^+ 激活钠钙逆向交换；

（2）细胞内高 H^+ 间接激活钠、钙逆向交换；

（3）PKC 间接激活 Na^+-Ca^{2+} 交换蛋白。

2. 生物膜损伤

（1）细胞膜损伤 → 钙内流↑。

（2）线粒体受损 →ATP↓。

（3）肌浆网膜受损 → 摄取钙↓。

（三）钙超载引起损伤的机制

（1）线粒体功能障碍，激活膜磷脂酶，引起心律失常。

（2）促进氧自由基生成，使肌原纤维过度收缩。

三、白细胞的作用

（一）I/R 时白细胞激活

（1）释放黏附分子；

（2）膜磷脂降解——趋化物增多；

（3）激活的白细胞——释放趋化物。

（二）中性粒细胞介导的损伤

1. 微血管损伤　表现：无复流现象（no-reflow phenomenon）。

2. **机制** 微血管血液流变学改变,微血管口径改变,微血管通透性增高。

3. **组织损伤**

第三节 缺血－再灌注损伤时器官的功能与代谢变化

一、心肌 I/R 损伤的变化

1. **再灌注性心律失常特点**

(1)形式上 室性心律失常为主。

(2)发生率上 心律失常发生率高,其发生率受缺血状态影响。

2. **心肌收缩舒张功能降低**

(1)缺血大于 30 分钟,心肌大量不可逆坏死。

(2)缺血小于 15 分钟,"心肌顿抑"、"痴呆心肌"。

3. **心肌能量代谢变化**

4. **心肌超微结构变化** 比缺血期严重的结构变化。

二、脑 I/R 损伤的变化

1. **脑细胞代谢的变化**

(1)能量代谢障碍;

(2)脑内葡萄糖、糖原↓,乳酸↑;

(3)游离脂肪酸↑;

(4)氨基酸代谢有明显变化,造成中枢兴奋－抑制平衡失调 。

2. **脑结构变化** 脑水肿和脑细胞坏死 。

第四节 缺血－再灌注损伤防治的病理 生理基础

（1）尽早恢复血流与控制再灌注条件。

（2）清除自由基与减轻钙超载。

（3）细胞保护剂与细胞抑制剂的应用。

（4）缺血预适应与缺血后适应的应用。

第十三章　休克

休克是各种强烈致病因子作用于机体引起的急性循环衰竭，其特点是微循环障碍、重要脏器灌流不足和细胞功能代谢障碍，由此引起的全身性危重病理过程。

第一节　休克的病因与分类

一、休克的病因

1. 失血与失液

（1）失血

①原因　外伤出血、胃溃疡出血、食管静脉曲张出血及产后大出血等。

②发生与否取决失血量和失血速度，快速失血超过总血量的 20% 左右。

（2）失液　原因：剧烈呕吐、腹泻及肠梗阻、大汗淋漓等。

2. 烧伤

（1）原因　伴有大量血浆渗出，导致体液丢失，有效循环血量减少，引起烧伤性休克。

（2）早期　主要与疼痛及低血容量有关。

（3）晚期　因继发感染可发展为感染性休克。

3. 创伤　原因：发生不仅与失血，还和强烈的疼痛刺激有关。

4. 感染　原因：严重感染，特别是革兰阴性细菌、革兰阳性细菌、立克次体、病毒和霉菌感染。

5. 过敏

（1）机制　Ⅰ型变态反应，发病与 IgE 和抗原在肥大细胞表面结合，组胺和缓激肽大量释放入血。

（2）生理变化　导致血管舒张、血管床容积增大、毛细血管通透性增加。

6.强烈的神经刺激

（1）原因　剧烈疼痛，高位脊髓麻醉或损伤引起血管运动中枢抑制。

（2）生理变化　患者血管舒张，外周阻力降低，回心血量减少，血压下降。

7. 心脏和大血管病变

（1）原因　大面积急性心肌梗死、急性心肌炎、心脏压塞及严重的心律失常（房颤与室颤）。

（2）生理现象　引起心排血量急剧减少，有效循环血量和灌流量显著下降，心源性休克。

二、休克的分类

1. 按休克原因分类　失液性、创伤性、烧伤性、感染性、过敏性、神经源性、心源性。

2. 按休克发生的始动环节分类　低血容量性休克、血管源性休克、心源性休克。

3.按血流动力学特点分类　高排低阻、低排高阻、低排低阻。

第二节　休克的分期与发病机制

一、微循环收缩期（休克早期）

（1）创伤、出血、毒素等损害使循环血流锐减，交感神经兴奋，儿茶酚胺等大量释放；

（2）选择性血管收缩，血液重新分配，移缓救急保证脑、心等重要生命器官的血液供应；

（3）毛细血管血流减少，管腔内压力降低，组织间液回流（自身输液），循环血量得到部分补偿；

（4）静脉（容量）血管收缩，动员血液回心（自身输血），有利于增加循环血量。

二、微循环扩张期（休克中期）

（1）微循环持续缺血、缺氧，酸性代谢产物增多，导致酸中毒，大量血液滞留在毛细血管网，循环血量进一步减少；

（2）微循环"灌多流少"，毛细血管压增高，水和血浆蛋白外渗，使血液浓缩，黏稠增加；

（3）组织缺氧，分泌多量组胺，促使关闭状态的毛细血管网开放，毛细血管容积增大，血液大量滞留，回心血量锐减，心排血量进一步降低，血压下降。

三、微循环衰竭期（休克晚期）

（1）滞留在微循环内的酸性血液进一步浓缩，血液黏稠度增加，红细胞和血小板容易发生凝集，形成微细血栓，出现DIC；

（2）微循环血流停止，细胞缺氧加重，溶酶体膜破裂，释放出多种酸性水解酶，消化组织蛋白并可催化激肽形成，导致细胞和器官损害；

（3）DIC消耗凝血因子，激活纤溶系统，出血倾向明显；

（4）休克发展到出现DIC，表示进入微循环衰竭期，病情严重。

四、DIC与休克的相互联系

1. 急性DIC常导致休克

（1）出血，微循环淤滞，微血管损伤，循环血量减少；

（2）心内DIC，心肌损伤，心排血量降低；

（3）缓激肽及组胺释放，微血管舒张、通透性增加。

2. 休克晚期常发生DIC

（1）微循环淤血、血液浓缩，黏稠增加，血细胞容易聚集，形成微细血栓；

（2）严重缺氧、酸中毒损伤血管内皮细胞，胶原暴露以及单核－巨噬细胞分泌促炎性细胞因子，刺激单核细胞和内皮细胞表达或释放组织因子，激活凝血系统；

（3）休克过程中多种具有凝血活性的体液因子释放。

3. DIC 与休克互为因果、相互影响，形成恶性循环

五、小结

1. 主要因素

病因

↓

CA ↑

　↓（血管敏感性不同）　　　　　　　［缺血性缺氧期］

少灌少流，灌＜流

↓

微循环缺血→酸中毒

　↓（血管耐受性不同）　　　　　　　［淤血性缺氧期］

　　灌而少流，灌＞流

　　　　↓

微循环淤血→DIC+ 微血管平滑肌麻痹

　　　　↓

　　病情加重，多器官功能衰竭　　　　［休克难治期］

2. 各种休克的血流动力学变化

休克类型		BP	CI	TRP	CVP
感染性	高排低阻	↓	↑	↓	↑
	低排高阻	↓	↓	↑	↓
心源性	低排低阻	↓	↓	↑	↑
	低排低阻	↓	↓	↓	↑

续表

休克类型		BP	CI	TRP	CVP
低血量性	低排低阻	↓	↓	↑	↓
过敏性	低排低阻	↓	↓	↓	↓
神经源性	低排低阻	↓	↓	↓	↓

第三节　休克时的机体代谢与功能变化

一、细胞代谢障碍

（1）优先利用脂肪酸供能转向优先利用葡萄糖供能，因供氧不足、糖酵解加强。

（2）能量不足，细胞膜钠泵运转失灵。

（3）乳酸堆积，造成局部酸中毒；灌流障碍，CO_2 清除不及时，加重酸中毒。

二、细胞损伤

（1）细胞膜损伤，膜离子泵功能障碍，Na^+、Ca^{2+} 内流，导致细胞内水肿、膜电位下降。

（2）线粒体肿胀、破坏，呼吸链抑制，影响氧化磷酸化。

（3）溶酶体肿胀、破坏释出组织蛋白酶，引起细胞自溶，激活激肽系统，形成 MDF、BK 等毒性多肽。

三、器官功能障碍

（一）急性肾衰竭（休克肾）

1. 早期

（1）肾灌流不足可出现肾前性少尿，但未发生肾小管坏死，恢复肾血流肾功能即可完全恢复。

（2）功能性肾衰竭。

2. 休克持续时间长

（1）严重肾缺血和（或）肾毒素致肾小管坏死；

（2）器质性肾衰；

（3）恢复肾灌流肾功能不能立即逆转，肾小管上皮修复再生后肾功能才能恢复。

（二）急性呼吸衰竭（休克肺所致）

1. 症状 严重休克患者晚期血压、脉搏、尿量等平稳后，可发生急性呼吸衰竭。

2. 机制

（1）与乏氧代谢使细胞受损；

（2）血管通透性增加，肺水肿、出血；

（3）肺泡表面活性物质减少，肺泡萎陷、肺不张、透明膜形成；

（4）通气－血流比失调，加重静脉血掺杂有关。

3. 表现 进行性低氧血症和呼吸困难，称为休克肺，属于ARDS。

（三）心（急性心力衰竭）

1. 发展 非心源性休克早期，心功能一般保持正常或可代偿性增强，休克中、晚期可发生心力衰竭。

2. 主要原因

（1）主动脉压降低，冠脉灌流减少；

（2）心率加快，心肌收缩增强，心肌耗氧增加，加重心肌缺氧；

（3）酸中毒、高钾血症减弱心肌收缩力；

（4）MDF 和心肌 DIC 等损害心肌；

（5）细菌毒素抑制心功能。

（四）脑功能障碍

1. 早期 由于血液重新分布和脑循环的自身调节，保证了脑的血液供应，脑血流量正常。

2. 持续低血压及脑内 DIC

（1）引起脑血液灌注不足，毛细血管周围胶质细胞肿胀；

（2）毛细血管通透性升高，血浆外渗，引起脑水肿，甚至发生脑疝。

（五）消化道和肝功能障碍

1. 肠

（1）肠壁水肿、消化液分泌抑制使胃肠运动减弱；

（2）低灌流导致胃肠道黏膜缺血，产生急性黏膜糜烂和应激性溃疡、出血；

（3）肠道细菌大量繁殖，肠道屏障功能减弱；

（4）大量内毒素甚至细菌入血，引起大量致炎介质释放，称之为肠源性感染。

2. 肝

（1）肝细胞变性、坏死，发生高胆红素血症和酶的升高，严重时可有肝功能衰竭；

（2）肝功能障碍使由肠道入血的内毒素不能充分解毒，引起内毒素血症，乳酸不能转化为葡萄糖或糖原，加重酸中毒。

第四节　常见休克的特点

一、失血性休克

一般在 15 分钟内快速大量失血超过总血量的 20% 左右（约 1000ml）时即可引起失血性休克。如果失血量超过总血量的 50%，会很快导致死亡。失血后是否引起休克，取决于失血量和失血速度，可用休克指数（shock index，SI）来判断。

SI=HR/SBP（每分钟心率 / 收缩压 mmHg）

SI=0.5，说明正常或失血量 < 10%

SI=1.0，说明失血量为 20%~30%

SI=1.5，说明失血量为 30%~50%

失血性休克分期明显，临床症状典型，是休克研究的基础模型。其发展过程基本上遵循代偿期、失代偿期、难治期逐渐发展的特点，具有"休克综合征"的典型临床表现。失血性休克易并发急性肾衰竭和内毒素血症。大量失血后,血容量迅速减少,机体为保证心脑血液供应,进行血液重分配,在休克早期就会引起肾血流灌注不足,导致急性功能性肾衰竭,又称休克肾(shock kidney)。同时,由于肠血流减少,缺血缺氧,屏障功能降低,引起肠源性内毒素及细菌移位,导致内毒素血症或演变成败血症休克,这也是其向不可逆性休克发展的重要原因之一。

二、感染性休克

感染性休克是指病原微生物(如细菌、病毒、真菌、立克次体等)感染所引起的休克,是临床上常见的休克类型,常见于流行性脑脊髓膜炎、细菌性痢疾、大叶性肺炎和腹膜炎等严重感染性疾病。G⁻菌感染引起的败血症休克(septic shock)在临床最为常见。脂多糖(LPS)在G⁻菌败血症休克发生中起重要作用,给动物注射LPS可导致败血症休克类似的表现,称为内毒素休克(endotoxic shock)。

1. 低动力型休克

(1)定义 因其心排血量减少,外周阻力增高的特点,称为低动力型休克(hypodynamic shock),故又称低排高阻型休克或称冷休克(cold shock)。

(2)临床表现 皮肤苍白、四肢湿冷、尿量减少、血压下降及乳酸酸中毒,类似于一般低血容量性休克。

(3)发生与下列因素有关

①严重感染使交感-肾上腺髓质系统兴奋,缩血管物质生成增多,而扩血管物质生成减少;

②LIS可直接损伤血管内皮,释放组织因子,促进DIC形成;

③败血症时血液中H⁺浓度增高可直接使心肌收缩力减弱,加上微循环血液淤滞,使回心血量减少,心排血量下降。

2. 高动力型休克

(1)定义 因其心排血量增加、外周阻力降低的特点,称为高动力型休克,又称为高排低阻型休克或暖休克(warm shock)。

(2)临床表现 皮肤呈粉红色,温热而干燥,少尿,血压下降及乳酸酸中毒等。

（3）机制　与 LPS 刺激机体产生 TNF、IL-1 等细胞因子，并介导 NO 或者其他扩血管性物质（如 PGE$_2$、PGI$_2$、IL-2、缓激肽等）大量产生，使外周血管严重扩张有关。鉴于 NO 的强烈扩血管作用，通过抑制败血症休克动物模型 iNOS 活性，可以逆转由内毒素或细胞因子引起的低血压。所以临床上有人对常规疗法无效的患者，用 iNOS 抑制剂，可增加外周血管阻力并提高血压。此外，外周血管扩张还与血管平滑肌细胞膜上的 K$^+$-ATP 通道被激活，Ca^{2+} 内流减少有关。高动力型休克，尽管心排血量增加，但由于动-静脉短路开放，真毛细血管网血液灌流量仍然减少。高动力型休克可向低动力型休克发展。

三、过敏性休克

过敏性休克又称变应性休克，常伴有荨麻疹以及呼吸道和消化道的过敏症状，发病急骤，威胁生命，如未及早发现和治疗，可导致死亡。它的发生主要与休克的两个始动环节有关：①过敏反应使血管广泛扩张，血管床容量增大；②毛细血管壁通透性增高，血浆外渗，血容量减少。过敏性休克属 Ⅰ 型变态反应。当过敏原（如青霉素或异种蛋白等）进入机体后，可刺激机体产生抗体 IgE。IgE 的 Fc 段能持续地吸附在微血管周围的肥大细胞以及血液中嗜碱性粒细胞和血小板等靶细胞表面上，使机体处于致敏状态；当同一过敏原再次进入机体时，可与机体内的 IgE 结合形成抗原-抗体复合物，引起靶细胞脱颗粒反应，大量释放组胺、5-HT、激肽、慢反应物质、PAF、前列腺素类等血管活性物质。这些活性物质可使血管扩张及血管壁通透性增加，血容量和回心血量急剧减少，动脉血压迅速而显著地下降，形成过敏性休克特殊的血流动力学变化特点。

四、心源性休克

心源性休克是指急性心泵功能障碍而引起的休克，其始动环节是心泵功能障碍导致的心排血量迅速减少。此型休克特点表现为血压在休克早期就显著下降。根据其血流动力学特点，心源性休克亦可分为高动力型和低动力型。大多数患者外周阻力是增高的（低排高阻）。这可能与血压下降，使主动脉弓和颈动脉窦压力感受器的冲动减少，减压反射受抑而引起交感—肾上腺髓质系统兴奋和外周小动脉收缩有关。少数患者外周阻力是降低的（低排低阻）。这可能是由于患者心肌梗死面积较大，心排血量显著降低，血液淤滞在心室，使心室舒张末期容积增大，压力增高，致使心室壁牵张感受器受牵拉，反射性抑制交感中枢，导致外周阻力降低。

第五节　多器官功能障碍综合征

一、炎症介质

（一）促炎介质

1. 炎症启动的特征

（1）是炎细胞激活；

（2）炎细胞激活后产生多种促炎细胞因子；

（3）可导致炎细胞活化，二者互为因果。

2. **一般情况**　炎细胞活化只出现在损伤局部，活化的炎症细胞释放的炎症介质一般在炎症局部发挥防御作用，血浆中一般测不出。

3. **大量炎细胞活化**　活化的炎细胞突破了炎细胞产生炎症介质的自限作用，通过自我持续放大的级联反应，产生大量促炎介质，可导致全身炎症反应综合征（SIRS）。

4. **炎性介质**　TNF-α、IL-1、IL-2、IL-6、IL-8、IFN、LT、PAF、活性氧、溶酶体酶、TF、TXA$_2$和血浆源介质。

5. **全身炎症反应综合征**

（1）机体对严重感染或非感染损伤所产生的全身性炎症反应（血中炎症介质增多，全身高代谢状态）称为全身炎症反应综合征（SIRS）。

（2）**本质** 失控的、自我持续放大和自我破坏的炎症——弥漫性炎症细胞活化。

（二）抗炎介质

1. 来源 炎细胞既能产生促炎介质，也能生成抗炎介质。

2. 抗炎介质 IL-4、IL-10、IL-13、PGE_2、PGI_2、脂氧素（lipoxin）、NO 和膜联蛋白 –1（annexin–1）。

3. 促炎细胞因子的可溶性受体 可溶性 TNF-α 受体（sTNFαR）、内源性 IL-1 受体拮抗剂（IL-1ra）。

4. CARS 抗炎介质产生过量并泛滥入血，可引起代偿性抗炎反应综合征（CARS）

（三）SIRS，CARS 与 MARS

1. 平衡状态 炎症局部促炎介质与抗炎介质一定水平的平衡，有助于控制炎症，维持机体稳态。

2. 导致 SIRS 与 CARS

（1）SIRS ＞ CARS，即 SIRS 占优势时，可导致细胞死亡和器官功能障碍。

（2）CARS ＞ SIRS，即 CARS 占优势时，导致免疫功能抑制，增加对感染的易感性。

（3）相互加强，则会导致炎症反应和免疫功能更为严重的紊乱，对机体产生更强的损伤，称为混合性拮抗反应综合征（MARS）。

第六节 休克防治的病理生理基础

一、病因学治疗

积极防治原发病，尽早去除引起休克的原因。

二、发病学治疗

（1）补充血容量，尽快恢复有效循环血量；

（2）纠正水、电解质及酸碱平衡紊乱；

（3）调整血管张力，改善微循环，防治 DIC；

（4）防治细胞损伤；

（5）拮抗体液因子；

（6）防治器官功能障碍与衰竭。

第十四章
凝血与抗凝血平衡紊乱

第一节 凝血系统功能异常

一、凝血系统的激活

1. 凝血活性过强

（1）凝血因子增多；

（2）抗凝血因子减少；

（3）血小板数量增多；

（4）大量红细胞破坏；

（5）血管内皮细胞损伤等过程。

2. 凝血功能障碍

（1）凝血因子减少；

（2）病理性抗凝物生成；

（3）纤溶活性亢进；

（4）血小板减少；

（5）血小板功能缺陷；

（6）血管止血功能障碍。

二、凝血因子异常

（一）与出血相关

1. 遗传性血浆凝血因子缺乏

（1）血友病；

（2）血管性假性血友病。

2. 获得性血浆凝血因子减少

（1）凝血因子的生成障碍

①维生素 K 缺乏；

②肝功能严重障碍。

（2）凝血因子的消耗增多 DIC。

（二）与血栓形成相关

1.基因的改变

（1）凝血、抗凝、纤溶因子以及血小板膜受体的基因改变。

（2）基因的特异突变（抗凝血酶、蛋白 C 和蛋白 S 基因）。

2.环境因素影响

（1）分娩；

（2）外科手术；

（3）吸烟；

（4）糖尿病；

（5）高血压；

（6）血脂异常；

（7）高半胱氨酸血症；

（8）血管壁的局部变化。

第二节 抗凝系统和纤溶系统功能异常

一、抗凝系统功能异常

（一）抗凝血酶Ⅲ减少或缺乏

1.获得性缺乏

（1）合成减少

①消化功能障碍合成底物不足；

②肝脏功能严重障碍。

（2）丢失和消耗增多

①肾病综合征；

②大面积烧伤；

③ DIC；

④抗凝血酶Ⅲ消耗增多。

2. 遗传性缺乏 AT–Ⅲ基因

（二）蛋白 C 和蛋白 S 缺乏

1. 获得性缺乏 PC 和 PS 属维生素 K 依赖性的抗凝血因子，维生素 K 缺乏、拮抗剂、严重肝病、肝硬化使 PC、PS 合成减少。

2. 遗传性缺乏和 APC 抵抗

（1）蛋白 C 缺乏、异常症；

（2）蛋白 S 缺乏、异常症；

（3）APC 抵抗。

二、纤溶系统功能异常

（一）纤溶功能亢进引起的出血倾向

1. 获得性纤溶功能亢进

（1）富含纤溶酶原激活物器官严重损伤时，释放大量纤溶酶原激活物。

（2）恶性肿瘤（如白血病等） 使大量 tPA 入血。

（3）肝脏功能的严重障碍使合成 PAI 减少及 tPA 灭活减少。

（4）DIC 时可产生继发性纤溶亢进。

（5）溶栓疗法，溶栓药物引起纤溶亢进，甚至引起出血。

2. 遗传性纤溶亢进

（二）纤溶功能降低与血栓形成倾向

（1）PAI–1 基因多态性改变；

（2）先天性 PLg 异常症。

三、血细胞的异常

（一）血小板异常

1. 血小板数量异常

（1）血小板减少 血小板 $< 100 \times 10^9/L$。

①血小板生成障碍；

②血小板破坏或消耗增多；

③分布异常。

（2）血小板增多 血小板超过 $400×10^9$/L。

①原发性增多 慢性粒细胞白血病、真性红细胞增多症、原发性血小板增多症。

②继发性增多 急性感染、溶血及某些癌症患者。

2. 血小板功能异常

（1）血小板的异常可引起血小板的活化、黏附、聚集和释放等功能缺陷。

（2）遗传性因素 GPⅡb/Ⅲa。

（3）获得性因素

①血小板功能降低 尿毒症、肝硬化、骨髓增生性疾病、急性白血病、低（无）纤维蛋白原血症等。

②血小板功能增强 血栓性疾病、糖尿病、妊高征、口服避孕药、妊娠晚期、高脂血症。

（二）白细胞异常

1. WBC 增多与激活

2. 作用

（1）阻塞毛细血管，微循环障碍。

（2）释放溶酶，损伤血管。

（3）分泌细胞因子，启动凝血。

（4）使血管通透性增高、液体外渗、血液浓缩，有利于血栓形成。

（三）红细胞异常

真性红细胞增多症，血液黏滞度增高，释放 ADP 增多，促进血小板的聚集和 DIC。

四、血管的异常

1. 血管内皮细胞的损伤

（1）机械刺激 压力、切应力、张力等。

（2）生化刺激 激素、细胞因子、PAF、可溶性黏附分子。

（3）免疫学刺激 内毒素、补体、活化的白细胞。

2. 血管壁结构的损伤

（1）内毒素、组胺、5-HT、白三烯和激肽；

（2）抗原 - 抗体复合物，维生素 C 缺乏。

第三节　血管、血细胞的异常

一、血管异常

1. 血管内皮细胞的抗凝作用

2. 血管的异常

（1）血管内皮细胞损伤

（2）血管壁结构损伤

①先天性血管壁异常。

②获得性血管损伤。

二、血细胞的异常

1. 血小板在凝血中的作用及其异常

（1）血小板在凝血中的作用

（2）血小板异常

①血小板数量异常　血小板减少、血小板增多。

②血小板功能异常　遗传性血小板功能异常、获得性因素。

2. 白细胞异常

3. 红细胞异常

第四节　弥散性血管内凝血

一、概念

1. 定义　在病因作用下，凝血因子和血小板被激活，大量促凝物质入血，凝血酶增加，进而形成微血栓。微血栓形成中消耗了大量凝血因子和血小板，继发性纤溶蛋白溶解功能增强，导致出血、休克、器官功能障碍和溶血性贫血等临床表现。这种病理过程被称为 DIC。

2. DIC 的特征 凝血、抗凝血功能失常。

3. DIC 的主要形态学变化 血栓形成。

4. DIC 的临床特点 四大改变。

二、DIC 的病因和发病机制

（一）DIC 的病因

1. 基本机制

（1）组织因子的释放，血管内皮细胞损伤及凝血、抗凝功能失调，血细胞的破坏和血小板激活以及某些促凝物质入血等。

（2）病因 → 凝血系统→ Ⅱ a 生成↑→ 血液凝固性 →DIC。

2. 常见病因

（1）感染性疾病 败血症、出血热。

（2）妇产科疾病 胎盘早剥、宫内死胎。

（3）创伤及手术 严重创伤、烧伤、大手术。

（4）恶性肿瘤 各种恶性肿瘤。

（二）DIC 的发病机制

1. 组织因子释放启动凝血系统

（1）启动步骤 组织因子（tissue factor,TF）释放，并与凝血因子Ⅶ结合。

（2）原因 组织损伤。

2. 血管内皮细胞损伤，凝血、抗凝调控失调

（1）启动步骤 TF、凝血因子Ⅻ、血小板活化、抗凝、纤溶活性降低。

（2）原因 病原微生物，细菌内毒素，Ag-Ab，缺血、缺氧，酸中毒等。

（3）结果

①释放 TF 激活外源性凝血系统；

②胶原暴露激活内源性凝血系统；同时激活激肽系统，进而激活补体系统；

③抗凝作用降低；

④纤溶活性降低；

⑤血小板的黏附、活化和聚集功能增强。

3. 血细胞破坏，血小板被激活

（1）血小板被激活

①原因　内毒素、抗原－抗体复合物、颗粒物质、凝血酶、ADP造成血管内皮损伤。

②机制　聚集、释放凝血因子。

（2）白细胞损伤

①原因　内毒素、白血病。

②机制　释放组织因子。

（3）红细胞损伤

①原因　血型不合输血、免疫性溶血。

②机制　ADP释出（血小板被激活），磷脂释出（促进凝血）。

4. 促凝物质入血，激活凝血系统

（1）胰蛋白酶入血 → 凝血酶原激活。

（2）蛇毒入血→激活凝血酶原（使纤维蛋白原凝固）。

三、影响 DIC 发生与发展的因素

1. **单核－吞噬细胞系统功能受损**　清除活化的凝血因子功能↓，机体易凝血。

2. **血液凝固的调控失调**　PC↓或 AT Ⅲ↓ →抗凝血功能↓。

3. **肝功能严重障碍**

（1）合成凝血因子抗凝物质，促纤溶物质↓。

（2）灭活活化凝血因子能力↓。

4. **血液的高凝状态**　原因：妊娠，酸中毒。

5. **微循环障碍**

（1）血流速度↓→↓血小板在管壁聚集。

（2）内皮受损，酸中毒 → 激活凝血系统。

（3）肝、肾低灌流 → 清除功能↓。

四、DIC 的分期和分型

（一）DIC 的分期

1. 高凝期

（1）特点　凝血系统激活，凝血因子Ⅱa↑。

（2）表现　血液凝固性，微血栓形成。

2. 消耗性低凝期

（1）特点　凝血因子、血小板↓，纤溶系统激活。

（2）表现　血液凝固性↓，出血。

3. 继发性纤溶亢进期

（1）特点　纤溶酶↑↑↑，FDP↑。

（2）表现　血液凝固性↓↓↓，出血加重。

（二）DIC 的分型

1. 按发生速度　急性、亚急性、慢性。

2. 按代偿情况　代偿型、失代偿型、过度代偿型。

	代偿型	失代偿型	过度代偿型
凝血因子	消耗＝生成	消耗＞生成	消耗＜生成
DIC 程度	轻	急重	慢性，恢复期
症状	不明显	典型	不典型

五、DIC 的功能代谢变化

1. **出血**　机制：凝血物质被消耗 "消耗性凝血病"；纤溶系统激活；FDP 的形成。

2. **器官功能障碍**　微血栓形成 → 器官缺血，缺氧 → 组织坏死 → 功能衰竭。

3. **休克**

（1）有效循环血量↓，心排血量↓

①微血管阻塞，回心血量↓；

②心肌损害，收缩力↓；

③出血，血容量↓。

（2）微血管扩张，通透性增强　①激肽，补体；②FDP↑。

（3）DIC与休克互为因果，形成恶性循环。

4. 微血管病性溶血性贫血

（1）特征　外周血中有裂体细胞（schistocyte）。

（2）机制　红细胞被机械性破坏；红细胞变形能力↓。

第五节　弥散性血管内凝血防治的病理生理基础

1. 防治原发病

2. 改善微循环

3. 重新建立凝血和纤溶间的动态平衡

（1）早期进行抗凝治疗——肝素；

（2）在肝素治疗基础上，补充凝血因子和血小板；

（3）在肝素治疗基础上，加用抗纤溶药。

第十五章 心功能不全

1. **心力衰竭** 由于心肌收缩和（或）舒张功能障碍，导致心排血量绝对或相对减少，即心泵功能减弱，以致不能满足机体代谢需要的病理过程。

2. **心功能不全** 指心功能由代偿到失代偿，病情由轻到重的全过程。

第一节 心功能不全的病因与诱因

一、病因

（一）原发性心肌舒缩功能障碍

（1）心肌病变；

（2）心肌缺血缺氧；

（3）维生素 $B_1 \downarrow$。

（二）心脏负荷过度

（1）压力负荷（pressure load）过度；

（2）容量负荷 （volume load）过度。

二、诱因 [加重心脏负荷和(或)加重心肌损害的因素]

（一）全身感染导致

（1）发热→代谢率↑→心脏负荷↑；

（2）心率 ↑→心肌耗氧→心脏负荷↑；

（3）毒素→心肌收缩↓；

（4）呼吸道感染→供氧↓，右心负荷↑。

（二）酸碱平衡及电解质代谢紊乱

1. 酸中毒导致

（1）抑制钙与肌钙蛋白结合→心肌收缩性降低；

（2）抑制钙内流→心肌收缩性降低；

（3）抑制肌浆网释放钙→心肌收缩性降低；

（4）抑制 ATP 酶活性→心肌收缩性降低；

（5）使微循环灌而少流→回心血量降低。

2. 高血钾

（三）心律失常导致

（1）心率快→冠脉血流↓→心肌缺血；

（2）心率快→心肌耗氧↑；

（3）心室充盈↓；

（4）房室活动协调紊乱。

（四）妊娠和分娩

1. 妊娠　血容量↑→前负荷↑。

2. 分娩　CA↑。

（1）静脉回流↑→前后负荷增加。

（2）血管收缩→前后负荷增加。

（3）心肌耗氧↑。

（4）冠脉灌流量↓。

第二节　心力衰竭的分类

1. **按病情严重程度分**　轻度、中度、重度。

2. **按病程及发生速度分为**　急性、慢性。

3. **按心排血量分**　低输出量性心力衰竭、高输出量性心力衰竭。

4. **按发生部位分**　左心衰竭、右心衰竭、全心衰竭。

5. **按心肌功能障碍分为**　收缩功能不全性心力衰竭、舒张功能不全性心力衰竭。

第三节　心功能不全时机体的代偿反应

一、代偿程度

①完全代偿；②不完全代偿；③失代偿。

二、心脏代偿反应

（一）心率加快

（1）每分心排血量↑。

（2）过快　心舒张期过短，心肌耗氧量↑→每搏输出↓。

（二）心脏紧张源性扩张与肌源性扩张

1.紧张源性扩张

（1）伴有收缩力加强的心腔扩张。（代偿性扩张）

（2）心腔扩张是收缩力加强的原因。

2.肌源性扩张

（1）心肌拉长不伴有收缩力加强的心腔扩张的心脏扩张类型；

（2）心腔扩张是心肌收缩力降低的结果。

（三）心肌肥大

1. **概念**　心肌细胞体积增大，即直径增宽，长度增加，导致重量增加，称为心肌肥大。（失代偿）

2. **向心性肥大**　压力负荷→肌节并联性增生→心肌纤维变粗，室壁增厚。

3. **离心性肥大**　容量负荷→肌节串联性增生→心肌纤维长度↑，心腔扩大。

4. **代偿意义**　全心收缩物质增加，因此心肌总收缩力和心排血量是增加的。

三、心外代偿反应

1. 血容量增加

（1）GFR ↓

（2）肾小管对钠、水重吸收 ↑　①肾血液重分布；②FF ↑；③醛固酮↑；④心钠素；⑤PGE_2 ↓。

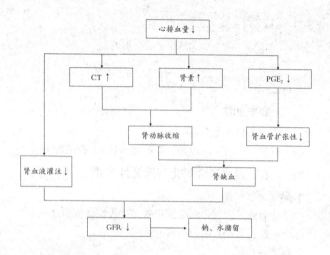

2. 血液重分布

3. 红细胞增加

4. 组织细胞利用氧的能力增加

第四节　心力衰竭的发病机制

一、维持正常的心排血量

（1）心肌收缩性良好；

（2）心内有一定血量；

（3）心脏各部分收缩、舒张协调。

二、参与心肌收缩的物质

（一）参与收缩的蛋白质

1. **收缩蛋白** 肌球蛋白（myosin）、肌动蛋白（actin）。
2. **调节蛋白** 肌钙蛋白（troponin）。

（二）肌管系统

1. **横管功能** 传达兴奋、钙内流。
2. **肌浆网功能** 摄取、储存、释放钙。
3. **心肌兴奋 - 收缩偶联**

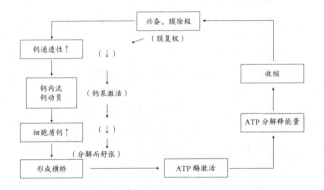

（1）收缩舒张的启动因素 胞浆中的钙。
（2）肌肉收缩或横桥解离的动力 ATP。
（3）收缩蛋白的结构完整，功能正常。

4. **细胞浆中钙增多机制**

	肌浆网钙释放	细胞外钙内流
作用	90%	10%
途径	RYR	L 型钙通道
特点	高度依赖钙内流 "钙触发钙释放"	

三、心肌收缩性减弱

（一）收缩相关蛋白质破坏

1. 心肌细胞坏死

2. 心肌细胞凋亡

（1）机制　氧化应激、细胞因子、钙稳态失衡、线粒体功能异常。

（2）后果　心肌细胞数量减少。

（二）心肌能量代谢障碍

1. 能量生成障碍

（1）心肌缺血、缺氧；

（2）维生素 B_1 缺乏。

2. 能量利用障碍

（1）过度肥大心肌肌球蛋白头/尾比值降低，酶数量相对不足；

（2）肥大心肌 V_3↑，ATP 酶活性↓。

ATP 酶的分类

亚型	构成	活性
V_1	α α	最高
V_2	β α	次之
V_3	β β	最低

（三）心肌兴奋 – 收缩偶联障碍

1. 肌浆网摄取、储存、释放钙障碍

（1）原因

①心肌肥大；

②缺血缺氧；

③酸中毒。

（2）机制

①缺血、缺氧使 ATP↓，致钙泵活性↓；

②肥大心肌钙泵数量及活性均相对↓；

③酸中毒使肌浆网和钙牢固结合。

2. 胞外 Ca^{2+} 内流障碍

（1）原因

①心肌肥大；

②酸中毒；

③高钾血症。

（2）机制

①过度肥大心肌内源性去甲肾上腺素减少，抑制钙内流和钙动员；

②酸中毒降低心脏对去甲肾上腺素的敏感性；

③增高的 K^+ 竞争性抑制 Ca^{2+} 内流。

3. 肌钙蛋白与 Ca^{2+} 结合障碍

（1）原因 酸中毒。

（2）机制

① H^+ 竞争性抑制 Ca^{2+} 与肌钙蛋白结合；

② H^+ 增加肌浆网对 Ca^{2+} 的亲和力而减少释放钙；

③引起高血钾而抑制钙内流。

（四）肥大心肌的不平衡生长

（1）交感神经密度显著↓，使去甲肾上腺素含量明显↓；

（2）线粒体的数目和氧化磷酸化相对不足，导致 ATP↓；

（3）毛细血管数目相对不足；

（4）肌球蛋白 ATP 酶活性↓，使能量利用障碍；

（5）细胞表面积与重量之比↓，肌浆网处理钙功能力↓，Ca^{2+} 内流和钙动员减少。

四、心室舒张功能障碍

1. Ca^{2+} 复位延缓

（1）原因 心肌缺血、缺氧。

（2）机制 ATP 供应↓ / Ca^{2+}–ATP 酶活性↓→胞浆中 $[Ca^{2+}]$ 不能迅速↓→心肌舒张延缓。

2. 肌球–肌动蛋白复合体解离障碍

（1）原因 心肌缺血缺氧。

（2）机制　ATP供应↓→横桥难以解离→心肌持续收缩。

3. 心室舒张势能减少

（1）心脏收缩性↓；

（2）冠脉阻塞→冠脉灌流不足；

（3）高血压→冠脉灌流不足。

4. 心室顺应性降低

（1）概念　心室在单位压力变化下所引起的容积改变（dV/dp）称为心室顺应性（ventricular compliance）。

（2）原因　①内在因素：室壁厚度↑，室壁成分改变；②外部因素：心包病变。

5. 心室舒张功能障碍引起心衰的机制

（1）严重妨碍心室充盈→心排血量↓。

（2）加重淤血，水肿。

（3）妨碍冠脉灌注→心肌缺血缺氧。

五、心脏各部分舒缩活动的不协调

六、小结

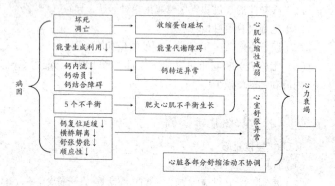

第五节 心功能不全时临床表现的病理生理基础

一、肺循环淤血（左心衰）

（一）呼吸困难

1. 呼吸困难的基础 ①肺淤血；②水肿。

2. 劳力性呼吸困难

（1）概念 伴随着体力活动而出现的呼吸困难称为劳力性呼吸困难（dyspnea）。

（2）发生机制

①活动时需氧量增加；

②活动时心率加快；

③回心血量↑。

3. 端坐呼吸

（1）概念 平卧时加重而被迫采取端坐位或半卧位，以减轻呼吸困难的状态称为端坐呼吸。

（2）机制

①端坐使部分血流转移到下半身，减轻肺淤血；

②端坐使横膈下移；

③端坐减少水肿液吸收入血。

4. 夜间阵发性呼吸困难

（1）概念 夜间入睡后突然发生的呼吸困难，患者常突然感到气闷而被惊醒。若患者在气促咳嗽的同时伴有哮鸣音，则称为心性哮喘。

（2）机制

①平卧后胸腔容积减少，肺淤血加重；

②迷走兴奋性↑→支气管收缩；

③入睡后神经反射敏感性↓。

（二）肺水肿

1. 肺毛细血管血压升高

2. 肺毛细血管通透性增加

肺滤过压 = 有效流体静压 – 有效胶体渗透压 =[7– （–6.5）] – （28–5）=–9.5mmHg

二、 体循环淤血

1. 静脉淤血和静脉压↑

（1）钠水潴留，血容量增大；

（2）右心房压增大，静脉回流受阻。

2. 水肿

3. 肝脏肿大，肝功能异常

三、 心排血量不足

（1）皮肤苍白或发绀；

（2）疲乏无力、失眠、嗜睡；

（3）尿量减少；

（4）心源性休克。

四、心功能指标的变化

（一）反映心泵功能的指标（↓）

1. 心排血量（CO）↓

（1）正常值　3.5~5.5L/min。

（2）低输排血心力衰竭　< 3.5L/min。

2. 心脏指数（CI）↓

（1）单位体面积的每分心排血量。

（2）正常值　2.5~3.5L / （min·m^2）。

（3）心力衰竭　< 2.2L / （min·m^2）。

（二）反映心室充盈状态的指标（↑）

1. 中心静脉压（CVP）↑

（1）意义　反映右心室充盈状态。

（2）正常值　4~12cmH$_2$O（2.9~8.8mmHg）。

（3）心力衰竭　＞12cmH$_2$O（8.8mmHg）。

2. 右室舒张末期压力（RVEDP）↑

3. 肺毛细血管楔压（PCWP）↑

（1）意义　反映左心室充盈状态。

（2）正常值　6~12mmHg。

（3）心力衰竭　＞12mmHg。

4. 左室舒张末期压力（LVEDP）↑

（三）心肌收缩功能（↓）

1. 射血分数（EF）↓

（1）公式　（SV/VEDV）。

（2）正常值　60%±9%。

（3）心力衰竭　＜50%。

2. 心室压力上升的最大变化速率（+dp/dt_{max}）↓

（四）心室舒张功能和顺应性（↓）

心室压力下降的最大变化速率（-dp/dt_{max}）↓。

第六节　心功能不全防治的病理生理基础

1. 病因学防治

2. 发病学防治

（1）改善心功能，提高心肌收缩性，改善舒张性；

（2）降低心脏负荷。

第十六章 肺功能不全

第一节 肺功能不全的病因和发病机制

一、肺通气功能障碍

（一）基本过程

1. **吸气过程** 呼吸中枢兴奋→呼吸肌收缩→胸廓扩张→肺扩张→气体入肺

2. **肺通气的动力**

（1）吸气 吸气肌收缩→胸廓容积扩大→胸膜腔的负压作用→肺被动扩张→肺内压＜大气压。

（2）呼气 吸气肌舒张→胸廓容积缩小→胸膜腔的负压作用→肺被动缩小→肺内压＞大气压。

（二）类型与原因

1. **限制性通气不足**

（1）概念 吸气时肺泡的扩张受限制所引起的肺泡通气不足。

（2）机制

①呼吸肌活动受限，神经系统病变、呼吸肌病变；

②胸廓顺应性↓，胸廓畸形、胸膜病变；

③肺顺应性↓，肺纤维化、肺泡表面活性物质↓；

④气胸、胸腔积液。

2. **阻塞性通气不足**

（1）概念 由气道狭窄或阻塞所引起的通气障碍。

（2）原因和机制

①中央性气道阻塞：胸外阻塞，吸气性呼吸困难；胸内阻塞，呼气性呼吸困难；

②外周性气道阻塞：呼气性呼吸困难。

3. 肺泡通气不足时的血气变化　$PaO_2 \downarrow$ 和 $PaCO_2 \uparrow$（Ⅱ型呼吸衰竭）。

二、弥散障碍

1. 概念　由于肺泡膜面积减少和（或）增厚以及弥散时间缩短所引起的气体交换障碍。

2. 原因

（1）肺泡膜面积 $\downarrow$；

（2）肺泡膜厚度 $\uparrow$；

（3）血与肺泡接触时间过短（条件）。

3. 血气变化

（1）$PaO_2 \downarrow$，$PaCO_2$ 可正常或下降。

（2）原因　CO_2、O_2 的弥散能力不同。

三、肺泡通气 / 血流比例失调

（一）类型与原因

1. VA/Q 下降

（1）导致　部分肺泡通气不足，功能性分流，静脉血掺杂。

（2）原因　肺泡、气管病变。

（3）特点　$VA \downarrow\downarrow\downarrow$，$Q$ 正常 $\rightarrow PaO_2 \downarrow$。

2. VA/Q 上升

（1）导致　部分肺泡血流不足，死腔样通气。

（2）原因　肺血管病变。

（3）特点　VA 正常，$Q \downarrow\downarrow\downarrow$ 肺泡气不能被充分利用 $\rightarrow$ $PaO_2 \downarrow$。

（二）血气变化

（1）$PaO_2 \downarrow$，$PaCO_2$ 可正常或下降。

（2）原因　CO_2、O_2 的弥散能力不同，CO_2、O_2 的解离曲线不同。

四、解剖分流增加

（1）原因　肺实变、肺不张等。

（2）机制　解剖分流的血液完全未经气体交换。

五、小结

呼吸衰竭（外）	通气障碍（$PaO_2 \downarrow$，$PaCO_2 \uparrow$）	肺泡通气不足	限制性
			阻塞性
	换气障碍（$PaO_2 \downarrow$ $PaCO_2 \uparrow$，$\downarrow$，N）	弥散障碍	
		通气/血流比例失调	
		解剖分流增加	

六、急性呼吸窘迫综合征（ARDS）

1. **概念**　由急性肺损伤（肺泡－毛细血管膜损伤）引起的呼吸衰竭。

2. 急性肺损伤的原因

（1）病因直接损伤肺；

（2）全身性病理过程引起肺损伤。

3. 病理变化

（1）急性肺损伤（肺泡－毛细血管膜损伤）。

（2）急性阶段　肺水肿，透明膜形成。

（3）慢性阶段　细胞增生，纤维化。

4. 急性肺损伤的发生机制

（1）某些致病因子的直接作用。

（2）激活中性粒细胞和血小板等间接作用。

5. 急性肺损伤引起呼吸衰竭的机制

（1）肺泡－通气血流比例失调。

（2）弥散障碍。

6. 血气变化　$PaO_2 \downarrow$，$PaCO_2 \downarrow$（Ⅰ型呼吸衰竭为主）。

7. ARDS 的防治原则

（1）病因学治疗；

（2）糖皮质激素；

（3）氧疗；

（4）控制肺水肿。

第二节 呼吸衰竭时功能与代谢变化

一、酸碱平衡及电解质紊乱

1. 呼吸性酸中毒

（1）机制 Ⅱ型呼吸衰竭致通气障碍。

（2）电解质变化 高钾血症、低氯血症。

2. 代谢性酸中毒

（1）机制 乳酸生成↑，肾排酸保碱功能↓。

（2）电解质变化 高钾血症。

3. 呼吸性碱中毒

（1）机制 Ⅰ型呼吸衰竭过度通气。

（2）电解质变化 低钾血症、高氯血症。

4. 代谢性碱中毒（医源性） 机制：

①呼吸性酸中毒纠正速度过快；

② $NaHCO_3$ 应用过量；

③药物导致机体缺钾。

二、呼吸系统——呼吸运动变化

1. 呼吸频率改变

2. 呼吸节律紊乱

（1）原发病变作用

（2）PaO_2↓和 $PaCO_2$↑的作用

① $PaO_2 < 60mmHg$ →呼吸运动反射性↑；

② $PaO_2 < 30mmHg$ →抑制呼吸中枢；

③ $PaCO_2 > 40mmHg$ →呼吸运动反射性↑；

④ $PaCO_2 > 80mmHg$ →抑制呼吸中枢。

三、循环系统的变化——肺源性心脏病

1.肺源性心脏病的概念

（1）呼吸衰竭累及心脏；

（2）引起右心肥大与衰竭。

2.发生机制

（1）肺动脉高压；

（2）心肌损害。

$PaO_2 \downarrow$，$PaCO_2 \uparrow$ $H^+ \uparrow \rightarrow$ 肺血管收缩→肺血管增厚，硬化	肺血流阻力↑→肺动脉高压→右心肥大 →右心衰竭
肺血管床破坏	
红细胞↑，血液黏度↑	

四、中枢神经系统变化——肺性脑病

1.肺性脑病的概念　由呼吸衰竭引起的脑功能障碍。

2.发病机制

（1）对脑血管的作用　$PaO_2 \downarrow$ 和酸中毒→脑血管扩张，通透性↑，内皮受损→脑充血，水肿，脑内 DIC →颅内压↑，脑缺血。

（2）对脑细胞的作用

① $PaCO_2 \uparrow$ 和 $PaO_2 \downarrow \rightarrow$ 脑细胞酸中毒→ GABA 生成↑→中枢抑制。

② $PaCO_2 \uparrow$ 和 $PaO_2 \downarrow \rightarrow$ 脑细胞酸中毒→溶酶释出→脑细胞损伤。

第三节　呼吸衰竭防治的病理生理基础

1.病因学防治

2.改善肺通气

3. 吸氧

4. 改善重要器官的功能

5. 目的

（1）短期内使 PaO_2 提高到 50~60mmHg。

（2）氧饱和度达到 85%。

（3）给氧方式

① I 型呼吸衰竭　较高浓度的氧。

② II 型呼吸衰竭　控制性给氧，低浓度（< 30%）、低流量、持续给氧。

第十七章 肝功能不全

1. 基本概念

（1）肝功能不全 指的是各种致肝损伤因素使肝细胞 [包括肝实质细胞和库普弗（Kupffer）细胞] 严重损害，导致肝脏代谢、分泌、合成、解毒与免疫功能障碍的病理过程。

（2）肝功能衰竭称为肝衰竭 肝功能不全的晚期阶段。

2. 肝脏功能 人体最大的腺体，参与体内的消化、代谢、排泄、解毒以及免疫等多种功能。

第一节 肝功能不全的病因及分类

1. 肝功能不全的常见病因

（1）生物因素。

（2）药物及肝毒性物质。

（3）免疫性因素。

（4）营养性因素。

（5）遗传性因素。

2. 分类

（1）急性肝功能不全。

（2）慢性肝功能不全。

第二节　肝功能不全时机体功能与代谢变化

一、代谢障碍

1. 糖代谢障碍

（1）肝糖原贮备明显减少。

（2）葡萄糖 –6– 磷酸酶活性降低，肝糖原转变为葡萄糖过程障碍。

（3）肝细胞灭活胰岛素功能降低，出现低血糖。

2. 蛋白质代谢障碍

（1）白蛋白合成减少，产生低蛋白血症。

（2）血浆胶体渗透压下降，导致水肿。

（3）白蛋白所担负的多种物质的运输功能也受到影响。

二、水、电解质代谢紊乱

1. 肝性腹水　肝硬化等肝病晚期。

（1）门脉高压　压迫门静脉分支、肝内肝动脉 – 门静脉间异常吻合支形成。

（2）血浆胶体渗透压降低　白蛋白合成减少。

（3）淋巴循环障碍。

（4）钠、水潴留　有效循环血量减少，肾血流量减少。

2. 电解质代谢紊乱

（1）低钾血症

①有效循环血量减少；

②肾素 – 血管紧张素—醛固酮系统激活；

③肝细胞损伤又使醛固酮灭活；

④肾排钾增多可致低钾血症。

（2）低钠血症

①有效循环血量减少，引起抗利尿激素分泌增加；

②肝脏灭活 ADH 减少，使 ADH 过多，肾小管重吸收水增多；

③体内原有钠水潴留，可造成稀释性低钠血症；

④导致细胞内水肿，特别是脑细胞水肿可产生中枢神经系统功能障碍。

三、胆汁分泌和排泄障碍——胆红素代谢障碍（黄疸）

四、凝血功能障碍

（1）抗凝物质如蛋白 C、抗凝血酶 Ⅲ 等也由肝细胞合成；

（2）纤溶酶原、抗纤溶酶等；

（3）很多激活的凝血因子和纤溶酶原激活物等也由肝细胞清除；

（4）肝功能严重障碍可诱发 DIC。

五、生物转化功能障碍

（1）药物代谢障碍。

（2）解毒功能障碍。

（3）激素灭活功能减弱。

六、免疫功能障碍

（1）内毒素入血量增加。

（2）内毒素清除减少。

第三节　肝性脑病

一、基本概念

（1）肝性脑病　是继发于严重肝病的神经精神综合征。

（2）肝昏迷　是肝性脑病的最后阶段，肝衰竭的最终临床表现。

（3）肝性脑病 ≠ 肝昏迷！

（4）脑组织并无明显的特异性形态学改变，主要是脑组织的代谢和功能障碍所致。

二、发病机制

（一）氨中毒学说

1. **定义** 肝功能严重受损，氨在肝中合成尿素发生障碍，血氨水平升高，增高的血氨通过血－脑屏障进入脑组织，引起脑功能障碍。

2. **血氨升高的原因** 清除不足，产生过多。

3. **氨对脑组织的毒性作用**

（1）干扰能量代谢（主要干扰葡萄糖的生物氧化）；

（2）脑内神经递质改变（兴奋性递质减少、抑制性递质增多）；

（3）抑制神经细胞膜（干扰 Na^+, K^+–ATP 酶、与 K^+ 竞争）。

（二）假性神经递质学说

（1）肝功能严重障碍或有门脉侧支循环时，肠道中芳香族氨基酸脱羧形成的苯乙胺和酪胺等经肝中的 MAO 降解清除减少。

（2）由体循环通过血－脑屏障进入脑组织，并在脑细胞非特异性 β 羟化酶的作用下羟化为苯乙醇胺和羟苯乙醇胺。

（3）羟化为苯乙醇胺和羟苯乙醇胺，化学结构与去甲肾上腺素和多巴胺极为相似，但信息传递的功能甚弱。

（4）脑内网状结构假性神经递质增多，竞争性地干扰正常（真性）神经递质的摄取、贮存、释放以及与受体的结合。

（5）使网状结构上行激动系统功能失常，传至大脑皮质的兴奋冲动受阻。

（三）血浆氨基酸失衡学说

（1）血浆支链氨基酸（BCAA）水平下降 （胰岛素灭活减少，增强骨骼肌和脂肪组织对 BCAA 的摄取和分解）。

（2）芳香族氨基酸（AAA）明显增多 （体内蛋白质分解

占优势，大量 AAA 由肌肉和肝蛋白质分解出来，且糖异生减弱）。

（3）BCAA/AAA ↓（3~3.5 → 0.6~1.2）。

（4）酪氨酸、苯丙氨酸、色氨酸等芳香族氨基酸竞争进入脑组织增多，增加羟苯乙醇胺、苯乙醇胺和 5-HT 等假性神经递质的形成。

（5）血浆氨基酸失衡学说是假性神经递质学说的补充和发展。

（四）GABA 学说

（1）肝功能衰竭时，肝清除肠源性 GABA 的能力下降；

（2）血中 GABA 水平升高；

（3）血 - 脑屏障对 GABA 的通透性增高；

（4）脑内 GABA 受体增多，GABA 进入中枢神经系统；

（5）与突触后神经元的特异性 GABA 受体结合；

（6）Cl^- 通道开放，细胞外 Cl^- 内流；

（7）神经元呈超极化状态，导致中枢神经系统功能抑制。

二、影响肝性脑病发生的因素

1. 氨负荷增加

（1）肝性脑病最常见的诱因。

（2）过量蛋白质饮食、输血等外源性负荷过度，上消化道出血、氮质血症、碱中毒、便秘、感染等内源性负荷过重。

2. 血 - 脑屏障通透性增加

（1）使 GABA 等神经活性物质或神经毒质得以进入中枢神经系统。

（2）严重肝病患者合并的高碳酸血症、脂肪酸、饮酒等也可使血 - 脑屏障通透性增高。

3. 脑的敏感性增高　严重肝病患者体内各种神经毒质增多，脑对镇静药或氨等毒性物质的敏感性增高。

三、防治原则

1. 去除诱因　减少氨负荷，避免粗糙质硬食物，防止便秘，慎用药物。

2. 降低血氨

（1）口服乳果糖（降低肠道 pH，减少产氨，利于氨的排出）；

（2）应用谷氨酸钠或精氨酸；

（3）纠正碱中毒。

3. 其他治疗措施

（1）应用 BCAA 制剂纠正氨基酸失衡；

（2）给予左旋多巴促进患者清醒。

（作用机制除竞争性削弱假性神经递质的作用外，还能转变为多巴胺改善肾功能。）

第四节 肝 - 肾综合征

一、定义

（1）肝 - 肾综合征（HRS）是指肝硬化失代偿期或急性重症肝炎时，继发于肝衰竭基础上的功能性肾衰竭，故又称肝性功能性肾衰竭。

（2）急性重症肝炎有时也可引起急性肾小管坏死，也属肝 - 肾综合征。

二、病因和类型

（1）各种类型的肝硬化、重症病毒性肝炎、暴发性肝衰竭、肝癌、妊娠性急性脂肪。

（2）多数情况下是肝性功能性肾衰竭。

（3）但持续时间较长，产生肝性器质性肾衰竭。

（4）有些急性肝衰竭，引起肝性器质性肾衰竭。

三、发病机制

1. 肾交感神经张力增高

（1）肝硬化晚期大量腹水形成或放腹水；因消化道大出血、

大量利尿等可使有效循环血量减少。

（2）肝硬化晚期，扩血管物质使大量血液淤滞在门脉系统的血管床内，也可使有效循环血量减少。

2. 肾素 – 血管紧张素 – 醛固酮系统激活

（1）肾血流量减少使肾素释放增加，而肝衰竭可使肾素灭活减少。

（2）导致肾血管收缩，GFR 降低，醛固酮增多，使尿钠排出减少。

3. 激肽系统活动异常

（1）激肽系统激活的产物——缓激肽可舒张肾血管。

（2）肾内收缩物质——血管紧张素 II 活性增强，而舒血管物质——缓激肽活性不足。

（3）使肾血管收缩。

4. 前列腺素、白三烯的作用　白三烯（LTs），LTs 的增多可使肾血管收缩。

5. 内皮素 –1

（1）HRS 和肝硬化患者 ET–1 的生成增多。

（2）机制　组织缺氧、内毒素血症以及儿茶酚胺增多可引起。

（3）收缩血管外，可刺激肾小球系膜细胞收缩，使滤过面积减少，促进 GFR 的减少。

6. 内毒素血症

7. 假性神经递质的作用

（1）外周神经系统的神经细胞中也可合成大量假性神经递质，这些假性神经递质取代去甲肾上腺素，可导致小动脉扩张。

（2）使肾血流量明显减少，尤其是皮质肾单位的血流量明显减少，可诱发 HRS。

第十八章　肾功能不全

一、肾脏生理功能

1. **排泄功能**　排出体内代谢产物、药物和毒物。
2. **调节功能**　调节水、电解质和酸碱平衡以及维持血压。
3. **内分泌功能**
（1）产生肾素；
（2）促红细胞生成素；
（3）1,25- 二羟维生素 D_3 和前列腺素；
（4）灭活甲状旁腺激素和胃泌素等。

二、肾功能不全的概念和分类

1. **定义**　当各种病因引起肾功能严重障碍时，会出现多种代谢产物、药物和毒物在体内蓄积，水、电解质和酸碱平衡紊乱以及肾脏内分泌功能障碍的临床表现，这一病理过程称为肾功能不全。
2. **原因分类**
（1）肾脏疾病（原发性）；
（2）肾外疾病（继发性）。

三、肾功能不全与肾衰竭

（1）只是程度上的差别，没有本质上的区别。
（2）前者是指肾脏功能障碍由轻到重的全过程。
（3）后者则是前者的晚期阶段。
（4）肾功能不全可分为急性肾衰竭和慢性肾衰竭。

第一节　肾功能不全的基本发病环节

一、肾小球滤过功能障碍

（1）肾脏血流量减少；

（2）肾小球有效滤过压降低

肾小球有效滤过压 = 毛细血管血压 −（囊内压 + 肾小球血浆胶体渗透压）

（3）肾小球滤过面积减少；

（4）肾小球滤过膜通透性增加。

二、肾小管功能障碍

1. 重吸收障碍　近曲小管、髓袢、远曲小管和集合管。

2. 尿浓缩稀释功能障碍

（1）尿的比重最高只能达到 1.020 时，称为低渗尿。

（2）尿的比重固定在 1.010 左右，称为等渗尿。

3. 酸碱平衡紊乱

（1）近端肾小管酸化功能下降；

（2）髓袢酸化功能下降；

（3）远端肾单位酸化功能下降。

三、肾脏内分泌障碍

（1）肾素分泌增多；

（2）内皮素分泌增多；

（3）激肽释放酶 – 激肽 – 前列腺素系统障碍；

（4）促红细胞生成素减少；

（5）1α 羟化酶缺陷；

（6）甲状旁腺激素和胃泌素灭活减少。

第二节　急性肾衰竭

一、概念

（1）ARF是各种原因在短期内引起肾脏泌尿功能急剧障碍，以致机体内环境出现严重紊乱的病理过程。

（2）临床表现　水中毒、氮质血症、高钾血症、代谢性酸中毒等综合征。

二、分类和原因

1. **按病因分类**　肾前性 ARF、肾性 ARF、肾后性 ARF。

2. **按肾损害性质分类**　功能性 ARF、器质性 ARF、阻塞性 ARF。

三、病因

（一）肾前性因素

1. **内容**　肾脏血液灌流急剧减少（肾缺血）

2. **原因**　有效循环血量减少，心排血量下降，肾血管收缩。

3. **肾脏损害特点**

（1）早期：功能性 ARF；晚期：器质性 ARF。

（2）临床特征　少尿。

（二）肾性因素

1. **内容**　肾实质病变。

2. **原因**

（1）急性肾小管坏死　持续性肾缺血、急性肾中毒、体液因素异常、血红蛋白或肌红蛋白阻塞。

（2）急性肾实质性疾病。

3. **肾脏损害特点**

（1）均为器质性 ARI；

（2）临床特征　少尿型和非少尿型。

（三）肾后性因素

1.内容　从肾盂到尿道的尿路急性梗阻。

2.原因　结石、肿瘤、坏死组织阻塞。

3.肾脏损害特点

（1）早期　梗塞性 ARF。

（2）长期　器质性 ARF。

（3）临床特征　突然发生无尿。

四、发病机制

（一）影响泌尿的因素

1.肾小球滤过

（1）肾血流量。

（2）有效滤过压 = 血压 –（囊内压 + 血浆胶渗压）。

（3）$K_f = LP \times S$。

2.肾小管排泄和重吸收

3.肾单位结构完整

（二）肾小球因素——肾缺血

1.肾灌注压降低

（1）肾前性病因 →血压↓ → GFR ↓ →尿量↓。

（2）肾后性病因→尿路阻塞→囊内压↑→有效滤过压↓→GFR↓→尿量↓。

（3）肾后性病因 →尿路阻塞 →肾间质压↑→压迫肾血管→肾缺血↑→尿量↓。

2.肾血管收缩

（1）皮质肾单位入球动脉收缩为主。

（2）机制

①交感 – 肾上腺髓质系统兴奋；

② R–A 系统激活；

③ PG 产生↓；

④激肽释放酶－激肽系统的作用；

⑤内皮素（ET-1）合成↑。

3. 血液流变学改变

（1）血液黏度升高；

（2）白细胞的作用；

（3）红细胞聚集，变形能力↓；

（4）血小板聚集；

（5）微血管改变。

（三）肾小管因素

1. 肾小管阻塞

（1）管型/内皮肿胀 →肾小管阻塞→肾小管内压↑→肾小囊内压↑→有效滤过压↓→ GFR ↓→ 少尿。

（2）管型/内皮肿胀→肾小管阻塞→肾小管内压↑→尿通过障碍→ GFR ↓→ 少尿。

2. 肾小管原尿反流

（1）肾小管坏死→ 管壁通透性↑ 完整性破坏→ 原尿反流→ 原尿量↓→ 尿量↓。

（2）肾小管坏死→ 管壁通透性↑ 完整性破坏→ 原尿反流→ 肾间质水肿→压迫肾小管→ 尿量↓。

（四）肾组织细胞损伤机制

1. 受损细胞

（1）肾小管细胞。

（2）内皮细胞

①内皮细胞肿胀；

②内皮受损使血栓形成；

③内皮通透性改变；

④内皮释放舒血管物质减少。

（3）系膜细胞。

2. 细胞损伤机制

（1）ATP 减少，Na^+, K^+-ATP 酶活性降低；

（2）OFR 增多；

（3）磷脂酶激活。

五、ARF 的功能代谢变化

（一）少尿期

1. 持续时间 2~3 周。

2. 病理特点 无形态学改变→肾小管坏死。

3. 临床特点

（1）尿变化 少尿：< 400ml/d；无尿：< 100ml/d。

（2）氮质血症（azotemia） 指血液中非蛋白含氮物质增多。

（3）代谢性酸中毒 AG 增大型正常血氯性代谢性酸中毒。

（4）水中毒。

（5）高钾血症 钾排出减少；组织分解释放钾增多；酸中毒使钾从细胞内向细胞外转移；低血钠使肾排钾减少；输入库存血或摄入钾过多。

（二）多尿期

1. 持续时间 2 周左右。

2. 病理特点 细胞开始修复与增生。

3. 临床特点

（1）尿量增高 > 400ml/d。

①肾小球滤过功能恢复；

②肾间质水肿消退，肾小管阻塞被解除；

③新生的肾小管上皮功能不成熟，尿不能充分浓缩；

④渗透性利尿。

（2）仍然有内环境紊乱。

（三）恢复期（病理非少尿型 ARF）

1. 特点 尿量无明显降低。

2. 机制

（1）肾脏损伤较轻；

（2）主要是尿浓缩及重吸收功能障碍。

3.临床特点

（1）尿量不减少；

（2）尿比重低而固定，尿钠低；

（3）有氮质血症；

（4）尿镜检可（＋）。

六、防治原则

1.积极治疗原发病

2.采用透析疗法

3.对症处理

（1）控制水、钠摄入

①功能性 ARF，充分扩容；

②器质性 ARF，量出而入，宁少勿多。

（2）纠正酸中毒。

（3）控制氮质血症。

第三节 慢性肾衰竭

一、概念

（1）各种疾病使肾单位发生进行性破坏。

（2）残存的肾单位不能充分排出代谢废物和维持内环境恒定。进而发生泌尿功能障碍和内环境紊乱。代谢废物和毒物的潴留，水、电解质和酸碱平衡紊乱。并伴有一系列临床症状的病理过程。

二、病因

（1）慢性肾脏疾病；

（2）肾血管病变；

（3）尿路慢性梗阻。

三、发展过程

（一）肾储备功能降低期（代偿期）

1. 特点

（1）内生肌酐清除率 >30%；

（2）尚未出现症状；

（3）肾功能适应范围变小。

2. 肾清除率

（1）定义　在单位时间内（min），由肾脏完全清除了的某物质的血浆量（ml），称为该物质的肾清除率。

（2）计算　$C = UV/P$。

（3）意义　表示肾脏多项功能的变化。

3. 内生肌酐清除率

（1）尿肌酐 × 24 小时尿量 / 血肌酐。

（2）正常　128L/24h。

4. 机制

（1）肾脏储备力强；

（2）肾脏功能性代偿和代偿性肥大；

（3）肾的调节功能；

（4）肾血流量自我调节。

（二）肾功能不全期（失代偿期）

特点：

（1）内生肌酐清除率 25%~30%；

（2）出现轻度临床表现。

（三）肾衰竭期（失代偿期）

特点：

（1）代偿能力明显降低；

（2）肾功能明显下降。

（四）尿毒症期（失代偿期）

特点：

（1）肾功能急剧下降；

（2）出现自体中毒症状。

代偿期与失代偿期的比较

发展阶段		内生肌酐清除率	氮质血症	主要临床表现
代偿期	储备功能减退期	正常值的30%以上	无	肾的排泄和调节功能尚可维持内环境稳定，临床无异常，但肾功能适应范围缩小
失代偿期	肾功能不全期	正常值的25%~30%	轻度或中度	可有酸中毒，多尿、夜尿，亦可有乏力、轻度贫血、食欲减退
	肾衰竭期	正常值的20%~25%	较重	夜尿多，贫血严重，酸中毒明显，钙磷代谢紊乱，水、电解质代谢紊乱
	终末尿毒症期	正常值的20%以下	严重	全身性严重中毒标下，继发性甲状旁腺功能亢进，明显水、电解质和酸碱平衡紊乱

四、发病机制

1. 健存肾单位日益减少 当大量肾单位丧失时，通过健存肾单位的代偿，可基本维持内环境的稳定。随病情发展，健存肾单位日益减少，不足以代偿时，即出现肾功能不全的表现。

2. 矫枉失衡 机体对 GFR 降低的适应代偿过程中，发生新的失衡，使机体进一步受到损害。

3. 肾小球过度滤过 肾功能过度代偿加重了肾的损害，从而促进肾衰竭的发生。

4. 肾小管 – 肾间质损害 肾小管 – 肾间质损害的病理变化在 CRF 的病程进展中起一定作用。

五、对机体的影响

（一）泌尿功能障碍

1. 尿量的变化

（1）夜尿。

（2）多尿　尿量＞ 2000ml/d。

①原尿生成↑，健存肾单位血流量↑，代偿性滤过功能↑；

②水的重吸收↓，渗透性利尿作用、髓质破坏→浓缩↓。

（3）晚期少尿。

2. 尿渗透压改变　早期，低渗尿；晚期，等渗尿。

3. 尿液成分改变　蛋白尿、血尿、脓尿。

（二）内环境紊乱

1. 氮质血症

2. 代谢性酸中毒

（1）CRF 早期　A G 正常型高血氯性代谢性酸中毒。

（2）GFR 正常范围→ 固定酸滤过正常。

（3）机制

①小管泌氢及重吸收碳酸氢根↓；

② RAAS 激活→ 肾重吸收 NaCl；

③ RAAS 激活→ 肠重吸收 NaCl；

④ CRF 晚期　AG 增高型正常血氯性代谢性酸中毒。

3. 电解质代谢障碍

（1）钠丢失，尿钠浓度高。

①渗透性利尿作用；

②毒物抑制肾小管重吸收钠。

（2）钾代谢障碍，低钾血症为主。

①厌食→钾摄入↓；

②呕吐，腹泻→钾排除↑、多尿。

（3）钙磷代谢障碍。

①高磷血症，矫枉失衡；

②低钙血症，血磷↑→血钙↓；维生素 D_3 活化障碍；毒物损伤小肠黏膜。

（三）其他

1. 肾性高血压

（1）体内钠、水潴留；

（2）R–A 系统激活；

（3）肾分泌的抗高血压物质↓。

2. 肾性贫血

（1）促红细胞生成素减少；

（2）毒物作用；

（3）红细胞破坏加速；

（4）铁再利用障碍；

（5）出血。

3. 出血

（1）血小板性质变化　血小板黏附性降低。

（2）毒性物质抑制 PF_3 的释放。

4. 肾性骨营养不良　CRF 引起的骨病。

（1）钙、磷代谢障碍和继发性 PTH 增多；

（2）维生素 D_3 代谢障碍；

（3）慢性代谢性酸中毒　促进骨盐释放；干扰维生素 D_3 的转化；干扰肠吸收钙。

六、与 ARF 比较

1. 与 ARF 相同　氮质血症、代谢性酸中毒、尿钠浓度高、低钙血症、高磷血症、尿常规（+）。

2. 与 ARF 不相同

（1）CRF 夜尿多尿、高钾血症为主、肾性高血压、肾性贫血、出血、肾性骨营养不良。

（2）ARF 少尿、高钾血症为主。

第四节　尿毒症

一、概念

指急性和慢性肾衰竭发展到最严重的阶段，代谢终末产物和毒性物质在体内潴留，水、电解质和酸碱平衡发生紊乱以及某些内分泌功能失调，从而引起一系列自体中毒症状。

二、机体的变化（肾衰竭表现 + 中毒症状）

（一）神经系统

1. 中枢功能障碍——尿毒症性脑病

（1）概念　尿毒症时发生的中枢神经系统功能紊乱称尿毒症性脑病。

（2）机制　毒性物质蓄积→脑水肿；脑缺血甚至出血。

2. 外周神经病变——感觉异常，运动障碍

机制：毒性物质引起髓鞘变性。

（二）心血管系统

肾性高血压、充血性心衰、心律失常、心包炎。

（三）呼吸系统

呼吸深快有氨味、肺部病变。

（四）消化系统

1. 表现　厌食、恶心、呕吐、腹泻、消化道出血等。

2. 机制

（1）尿素分解成氨，刺激胃黏膜；

（2）胃泌素↑→胃酸分泌增多。

三、发生机制

1. PTH 的毒性作用

（1）引起肾性骨营养不良，引起皮肤瘙痒和软组织坏死；

（2）刺激胃泌素分泌，促使溃疡形成；

（3）引起中枢和外周神经损害；引起氮质血症、高脂血症等。

2. 胍类化合物的毒性作用

3. 尿素的毒性作用

4. 胺类的毒性作用

5. 中分子毒性物质

四、腹膜透析与血液透析

腹膜透析与血液透析的比较

	腹膜透析	血液透析
小分子	清除差，血水平高	清除好，血水平低
中分子	清除好，血水平低	清除差，血水平高
症状	轻	重

第十九章　脑功能不全

一、脑的结构、代谢与功能特征

1. 细胞水平　脑由神经元、胶质细胞组成；脑各种功能的行使者，对神经元起营养和保护作用。

2. 血液供应　成对的椎动脉和颈内动脉，其分支形成血管网。

3. 血–脑屏障　解剖学基础包括内皮细胞层、基膜、神经胶质突起与紧密连接等。

（1）与蛋白质结合的物质基本上不能通过血–脑屏障，因此不会进入脑组织。

（2）脂溶性强的物质可快速进入脑组织。

（3）脂溶性弱或非脂溶性物质则进入脑组织极慢或完全不能进入。

（4）某些物质进入脑部的速率取决于该脑区对这些特殊物质的代谢需要。

4. 血流量与耗氧量大　葡萄糖是脑组织的主要能源，脑内氧及葡萄糖的贮存量很少，故需不断地从血液中摄取。

二、脑疾病的表现特征

（一）特殊规律

1. 病变定位和功能障碍之间关系密切

（1）左大脑半球皮层的病变，可能有失语、失用、失读、失书、失算等症状；

（2）皮层下神经核团及其传导束的病变，可能出现相应的运动、感觉及锥体外系功能异常；

（3）海马区的病变可损伤学习与记忆；

（4）小脑的疾病可引起身体的平衡功能障碍或共济失调等。

2. 相同的病变发生在不同的部位，可出现不同的后果

3. 成熟神经元无再生能力

4. 病程缓急常引起不同的后果

（1）急性脑功能不全常导致意识障碍。

（2）慢性脑功能不全的后果则是认知功能的损伤。

（二）对损伤的基本反应

（1）神经元的坏死、凋亡、退行性变性（轴突和树突断裂，缩短，细胞萎缩）；

（2）神经胶质细胞、星形胶质细胞炎性反应、增生、肥大；

（3）少突胶质细胞脱髓鞘。

第一节　认知障碍

一、基本概念

1. **认知**　指机体认识和获取知识的智能加工过程，涉及学习、记忆、语言、思维、精神、情感等一系列随意、心理和社会行为。

2. **认知障碍**

（1）指与上述学习记忆以及思维判断有关的大脑高级智能加工过程出现异常，从而引起严重学习、记忆障碍，同时伴有失语或失用或失认或失行等改变的病理过程。

（2）任何引起大脑皮质功能和结构异常的因素均可导致认知障碍。

二、主要表现形式

1. **学习、记忆障碍**

（1）颞叶海马区受损主要引起空间记忆障碍；

（2）蓝斑、杏仁核区受损主要引起情感记忆障碍等。

2. **失语**　患者在意识清晰、无精神障碍及严重智能障碍的前提下，无视觉及听觉缺损，亦无口、咽、喉等发音器官肌肉瘫痪及共济运动障碍，却听不懂别人及自己的讲话，说不出要表达的意思，不理解亦写不出病前会读、会写的字句等。

3. 失认 失认是指脑损害时患者并无视觉、听觉、触觉、智能及意识障碍的情况下，不能通过某一种感觉辨认以往熟悉的物体，但能通过其他感觉通道进行认识。

4. 失用 失用是指脑部疾患时患者并无任何运动麻痹、共济失调、肌张力障碍和感觉障碍，也无意识及智能障碍的情况下，不能在全身动作的配合下，正确地使用一部分肢体功能去完成那些本来已经形成习惯的动作，但在不经意的情况下却能自发地做这些动作。

5. 其他精神、神经活动的改变 语多唠叨、情绪多变，焦虑、抑郁、激越、欣快等。

6. 痴呆

（1）痴呆是认知障碍的最严重的表现形式，是慢性脑功能不全产生的获得性和持续性智能障碍综合征。

（2）智能损害包括不同程度的记忆、语言、视空间功能障碍、人格异常及其他认知（概括、计算、判断、综合和解决问题）能力的降低，患者常常伴有行为和情感的异常，这些功能障碍导致病人日常生活、社会交往和工作能力的明显减退。

三、病因与发病机制

（一）慢性脑损伤

1. 脑组织调节分子异常

（1）神经递质及其受体异常 多巴胺、去甲肾上腺素、乙酰胆碱、谷氨酸。

（2）神经肽异常。

（3）神经营养因子缺乏。

2. 脑组织蛋白质异常聚集 AD、PD、亨廷顿病（HD）、海绵状脑病（CJD）。

（1）基因异常；

（2）蛋白质合成后的异常修饰；

（3）脑组织慢病毒感染。

3. 慢性脑缺血性损伤

（1）能量耗竭和酸中毒；

（2）细胞内 Ca 超载；

（3）自由基损伤；

（4）兴奋性毒性；

（5）炎症细胞因子损害。

4. 环境、代谢毒素对脑的损害

（1）风险因素包括毒品、药物、乙醇或重金属中毒等。

（2）各种慢性代谢性或中毒性脑病时，如心肺衰竭、慢性肝性脑病、慢性尿毒症性脑病、贫血、慢性电解质紊乱、维生素 B_2 缺乏、叶酸缺乏等，其主要表现为认知异常。

5. 脑外伤

（1）轻度外伤者可不出现症状；

（2）中度外伤者可失去知觉；

（3）重度者可导致学习记忆严重障碍，乃至智力丧失。

6. 脑老化 老年人脑中血液供应减少，合成和分解代谢以及对毒素的清除能力均降低。

（二）慢性全身性疾病

（1）心血管系统病变。

（2）整体功能水平降低。

（3）躯体功能，特别是操作性活动减少。

（三）精神、心理异常

不良的心理、社会因素，如负性生活事件、处境困难、惊恐、抑郁等均可成为认知障碍的诱因。

（四）人文因素的影响

（1）受教育程度是报道最多、结果最恒定的影响认知的因素，认知测验的得分与受教育年限呈负相关。

（2）社会地位低下，经济生活状况较差与认知功能减退和痴呆的发生有一定关系。

五、防治的病理生理基础

（1）对症和神经保护性治疗；

（2）恢复和维持神经递质的正常水平；

（3）手术治疗。

第二节　意识障碍

一、主要表现形式

1. 谵妄

（1）是一种以意识内容异常为主的急性精神错乱状态，其表现在不同患者或同一患者不同时间可明显不同。

（2）常有睡眠–觉醒周期紊乱以及错觉、幻觉、兴奋性增高（如躁狂、攻击性行为等）为主的精神运动性改变等。

2. 精神错乱　觉醒状态和意识内容两种成分皆出现异常，处于一种似睡似醒的状态，并常有睡眠、觉醒周期颠倒。

3. 昏睡

（1）觉醒水平、意识内容均降至最低水平，强烈疼痛刺激可使患者出现睁眼、眼球活动等反应，但很快又陷入昏睡状态，患者几乎无随意运动，但腱反射尚存。

（2）是仅次于昏迷的较严重意识障碍。

4. 昏迷

（1）指觉醒状态、意识内容、随意运动持续（至少6小时）、完全丧失的极严重意识障碍，昏迷时出现病理反射，强烈的疼痛刺激偶可引出简单的防御性肢体运动，但不能使之觉醒。

（2）昏迷发生的机制是大脑半球和脑干网状结构广泛的轴突损伤和水肿。

二、病因与发病机制

（一）急性脑损伤

1. 病因

（1）颅内弥漫性感染（如脑炎、脑膜炎、脑型疟疾等）；

（2）广泛性脑外伤（如脑震荡和脑挫裂伤）；

（3）蛛网膜下腔出血；

（4）高血压脑病等。

2. 结果

（1）引起大脑两半球弥漫性炎症、水肿、坏死、血管扩张等反应，导致急性颅内压升高，脑血管受压而使脑供血减少。

（2）使间脑、脑干受压下移，使脑干网状结构被挤压于小脑幕切迹与颅底所围成的狭窄孔中，从而导致上行网状激活系统功能受损，出现意识障碍。

（二）急性脑中毒

1. 内源性毒素损伤

（1）神经递质异常

① GABA 含量异常增高或降低；

② 5-羟色胺（5-HT）肝性脑病时脑内 5-HT 异常升高；

③神经递质谷氨酸的耗竭；

④丙酮酸合成乙酰胆碱减少。

（2）能量代谢异常

①轻至中度慢性脑缺血、缺氧常引起认知障碍；

②急性严重脑缺血、缺氧则常导致意识障碍。

（3）神经细胞膜损伤。

2. 外源性毒素损伤

（1）最易受药物、毒物影响的部位是突触；

（2）网状结构成为特别易受药物、毒物影响的位点；

（3）大脑皮质的广泛突触结构也是药物和毒物攻击的重要部位。

（三）颅内占位性和破坏性损伤

1.颅内占位性病变

（1）外伤性颅内血肿、脑肿瘤、颅内局灶性感染（如脑脓肿、硬膜外脓肿等）和肉芽肿（如血吸虫、隐球菌、结核等）等；

（2）颅内破坏性病变　如脑梗死、脑干梗死、脑出血等。

2.主要机制

（1）脑受压，特别是脑干网状结构受压；

（2）破坏性损伤直接伤；

（3）脑干网状结构或引起大脑皮质广泛性梗死。

三、对机体的主要危害

1.呼吸功能障碍　极常见。

（1）呼吸中枢受压；

（2）肺部感染。

2.水、电解质、酸碱平衡紊乱

（1）意识障碍和昏迷患者失去了对自身需求的主观感觉和主动调节能力；

（2）与体液容量和渗透压调节相关的渴感及主动饮水行为；

（3）与体温调节相关的冷热感；

（4）与机体物质和营养代谢相关的饥饿感；

（5）对其进行的主动调节行为等；

（6）中枢的损害也常常会波及一些内环境稳定相关的调节中枢。

3.循环功能障碍

（1）引起意识障碍的许多原发病因可导致脑灌流不足；

（2）脑水肿、颅内压升高造成的脑循环障碍；

（3）血管活性因子失常导致的脑血管痉挛；

（4）继发性呼吸功能障碍引起的脑缺氧；

（5）常常引起继发性脑灌流不足，导致脑功能的进一步损害，加重意识障碍。

4.其他

四、防治

（1）紧急应对措施；

（2）尽快明确诊断以对因治疗；

（3）生命指征、意识状态的监测；

（4）脑保护措施。